SuperLife

超级食物

优化 5 大生命力量，由内而外打造健康身心

Darin Olien

[美] 达林·奥利恩 著

王敏 译

科学技术文献出版社

SCIENTIFIC AND TECHNICAL DOCUMENTATION PRESS

· 北京 ·

图书在版编目 (CIP) 数据

超级食物 /（美）达林·奥利恩（Darin Olien）著；王敏译 . —北京：科学技术文献出版社 , 2022.5 （2023.7 重印）

书名原文：Superlife

ISBN 978-7-5189-9004-7

Ⅰ . ①超… Ⅱ . ①达… ②王… Ⅲ . ①饮食营养学—普及读物 Ⅳ . ① R151.4-49

中国版本图书馆 CIP 数据核字 (2022) 第 046001 号

著作权合同登记号 图字：01-2022-1179

中文简体字版权专有权归北京紫图图书有限公司所有

SUPERLIFE

Copyright © 2015 by Darin Olien

This edition arranged with InkWell Management, LLC.

through Andrew Nurnberg Associates International Limited

超级食物

策划编辑：王黛君 责任编辑：王黛君 张一诺 责任校对：张 微 责任出版：张志平

出 版 者 科学技术文献出版社

地 址 北京市复兴路 15 号 邮编 100038

编 务 部 （010）58882938，58882087（传真）

发 行 部 （010）58882868，58882870（传真）

邮 购 部 （010）58882873

官方网址 www.stdp.com.cn

发 行 者 科学技术文献出版社发行 全国各地新华书店经销

印 刷 者 艺堂印刷（天津）有限公司

版 次 2022 年 5 月第 1 版 2023 年 7 月第 2 次印刷

开 本 710×1000 1/16

字 数 250 千

印 张 17.5

书 号 ISBN 978-7-5189-9004-7

定 价 69.90 元

献给我已故的父亲，

在我面临逆境时，他总是鼓励我、支持我；

献给我的母亲，

她一直呵护我、爱着我，伴随我一路前行。

引 言

我很兴奋。

但在我解释原因之前，我想和你说说下面这件事。一次，我在深夜脱口秀节目上看到了喜剧演员路易斯·C.K.。

他说，有一次，他刚上飞机，乘务员立马宣布可以使用 Wi-Fi 服务了。他的邻座立刻开始用笔记本电脑工作，但几分钟后 Wi-Fi 突然断了。

"太没天理了！"那人生气地说。

路易斯·C.K 说，他当时想的是："现在我们坐在飞机座椅上，以每小时 500 英里（约 804 千米）的速度在空中飞行，这家伙竟然因为没法接收电邮而大动肝火？"

说得太妙了、太有意思了，因为这对我们所有人来说都很真实。我们对每天发生在身边的奇迹习以为常，甚至都不会注意它们。

我说的是你的身体，我的身体，我们每个人的身体。

人类的身体简直是了不起的奇迹。不是一个奇迹，而是无数了不起的奇迹的组合。

这或许令人难以置信，我们甚至没法完全理解。我们的身体一直在做的每一件事，都是那么了不起，令人惊叹和瞠目结舌，而且我们的身体完全依靠它自己，无须我们付出任何有意识的努力，我们甚至对此毫不知情。如果我们真的停下来，思考如何去做这些事，那我们就没时间去做其他事了。我们会眼花缭乱，无从下手。

化清水为美酒绝对是一个奇迹。但这比把西蓝花、核桃、甜菜根、苹果和水变成骨骼、器官、血液和大脑更神奇吗？我可不这么想。

这本书起始于我 13 岁的时候。

当时，我住在明尼苏达州。我坐在客厅的地板上，一边吃可可泡芙，一边看卡通片。我记得在接下来的广告中有人在称赞葡萄柚减肥法，说这种饮食如何让他们比以前更精神、更健康……

于是我开始密切关注这种减肥方法。

那时候的我简直一团糟。我是个早产儿，出生时体重只有 3.5 磅（约 1.6 千克），只有 50% 的存活率。虽然我活了下来，但我的肺部发育不全，还有很多其他问题：在我读二年级时，我戴着眼镜，一只眼睛上戴着眼罩；我头疼得厉害；我有严重的心脏功能亢进，静息心率为每分钟 120 次；我还患有某种甲状腺疾病，医生用鸡尾酒疗法给我治疗；在我 10 岁时，发现我的膝盖里有积液，并曾因过敏、免疫系统功能障碍和其他怪异的病症接受过各种治疗；医生和老师们认为我有学习障碍，让我离开了正常孩童的教室。

我的身体状态糟透了。

广告放完后，我放下可可泡芙，让妈妈给我买一些葡萄柚——多买一点。我开始在早餐时吃葡萄柚，一天吃好几次。葡萄柚取代了比萨、糖果、苏打水和其他那些我一直在往身体里倒的"垃圾"。

我开始感到不一样了，比以前好多了。自己做决定，而且做对了决定，这赋予了我力量。我不再吃抗过敏药了。我没有告诉任何人，我就是这么做了。这让我感觉更棒、更酷了。

当然，我并没有长期坚持葡萄柚减肥法。不久之后，我又和普通的美国中西部孩童一样，马马虎虎、随随便便地吃东西。但随着我长大，我继续密切关注我的饮食，以及食物带给我的感觉。

自此之后，我一直在进行各种尝试并获得反馈。我不是专业的科学家，我永远只是个学生。但一路走来，我学到了很多，也不断发现更多。

在高中时，我成了一名运动员。读大学时，我踢橄榄球。后来，一次背部创伤结束了我的职业生涯，但我对学习健康知识的热情，胜过了以往任何时候。我在大学里学习了运动生理学和营养学，曾一对一地帮助伤者，还发现了更多让我们身体不停运转的好东西。我读了我能找到的所有资料，然后去拜访了一些毕生研究健康和营养学的科学家和研究人员，并向他们虚心求教。

每当哪位专家告诉我一些听上去不错的东西之后，我就会亲自尝试一下。如果那样做能让我感觉更好，我就会坚持下去。如若不然，我就继续寻觅。我读了很多学术论文，但我没有坐等专家来指点我。我一头扎了进去，想自己去搞清楚。

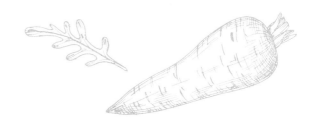

13 岁的我是一个废人，后来我成了大学橄榄球运动员，又成了营养顾问和体能教练。现在我会花不少时间周游世界，并查访大自然创造的最强效、最健康、最神奇的营养食物。"超级食物猎手"这个名号让我欣喜，但我的热情远不止于此。

现在我很兴奋，因为我终于有机会把我所学到的一切——我们的身体需要什么及它们是如何运作的都告诉你们。

我想告诉你们：疾病可以不存在。

我知道这听起来很疯狂，但这是真的，疾病是可以不存在的。

一直以来，我们了解的一切让我们习惯于这样的思维：我们一天天过着日子，似乎身体还挺不错。我们交叉手指祈祷，希望能保持下去。但我们知道，可能有一天会出乱子，可能有一天哪个器官会撑不住——可能是我们的心脏，或者肝脏、血管、肺、结肠、骨骼、大脑、乳房。有一天会有什么地方出现问题。

如果这样的倒霉事确实发生了。该死的！为什么是我？

现在如果我们得了某种可怕的疾病，往往在我们附近就有一个专治该病的专家。如果我们运气好，医生和药剂师能治好我们的病，否则我们可能会遇上大麻烦。

如果我们担心自己的心脏、大脑、前列腺、胰腺、肾脏或任何身体器官生病，我们已经找错了方向。

我们正纠结于那些糟糕的信息，而没去关注真正重要的事情。

所谓"疾病"，其实是一些症状，是一些我们体内的什么东西出了问题的信号。一旦症状恶化，它们就会变成真正的问题，这倒是真的。但一般的治疗，也只是针对那些"症状"而已，并未究其本源。

以下是我了解到的知识：每一种疾病都可能有若干的小诱因，但这些小诱因都是几大病因导致的。我们不断地针对这些小诱因进行治疗，它们会此起彼伏地不断出现。如果我们能够针对那几大病因下手，那么突然之间，疾病就成了可以预防，而不仅仅是只能治疗的东西。

我说的是每一种疾病，尤其是令现代人谈之色变的肿瘤疾病，还有糖尿病、肺气肿、关节炎、心脏病等慢性疾病……它们要么过早地结束我们的生命，要么让我们苟延残喘地活着，在未来的几年、几十年饱受病痛折磨，变得弱不禁风。

事实上，我们根本就不应该生病。即便我们生病了，我们也可以全面、快速地康复。我们生来就拥有令人惊羡的躯体，我们的基因决定了我们应该是健康、强壮、生气勃勃的。生病才是反常的，而不是不可避免的。

人类健康的头号杀手心脏病基本上是可以预防的。第二大杀手癌症也同样如此。信不信由你，在这个星球上的某些地方，这两种疾病并不常见。在美国，这两种疾病却成了每天都会发生的悲剧。

每当我问别人身体好不好时，他们的回答大多是这样的："哦，我还好。没什么大毛病，还是那些常见的小病小痛。我的膝盖有时会疼。我的背也是。偶尔我还会头疼。我晚上常常难以入睡，到了下午我又得强打精神。我偶尔有点烧心。偶尔会便秘。真希望我在床上还能有以前的活力，但谁能做到呢？就是这些普通的小病小痛，和别人一样……"这样的回答着实让我惊讶。

"什么?!"我想大喊一声。你认为这是正常的吗？我们其实可以不得任何病。我们应该感觉很棒，充满精力和生命力，不会头痛，不会背痛，不会胃痛，不会疲劳，不会出现消化系统不适，不会出现乏味的性生活，不会活得索然寡味。然而，不知怎么，我们就接受了这一切，认为成年人的生活就是这样的。错！

很多人虽然身体有点不舒服，但他们仍然认为，自己的身体还过得去。但"过得去"就行了吗？你知道吗？这是我们唯一一次生命，仅仅"过得去"绝对是不行的。

事实上，所有这些小病小痛，都是未来出现严重问题的早期预警信号。今天便秘，明天就可能得结肠癌。现在失眠，未来哪天也许就会得心脏病。甚至勃起功能障碍也是如此，今晚阴茎疲软，日后就可能得中风。因为如果阴茎内的血管变窄，就意味着其他部位的动脉也会狭窄。药物治疗往往会掩盖真正的病因。

下文中还会提到这些，但现在我只想让你们思考一下：我们的行为决定了我们的命运。健康还是患病，欢乐还是悲惨，痛苦还是快乐，活着还是死去，很大程度上都取决于我们自己。

那么所有那些糟糕的、可怕的大病呢？我们可以将它们招来，也可以把它们拒之门外。我意识到，这可能是一个沉重的负担。但能决定自己有多健康，也是一种极大的自由。不管怎样，这都取决于我们是否关注了重要的事。

这就是本书的全部内容——关注那些重要的事。

我想帮助人们，让大伙对我们从出生到死亡这一生中拥有的唯一一次生命负起责任。我希望所有人都能最长时间地充分利用大自然赋予我们的一切，而不是糊里糊涂地过日子，听天由命地被动接受从天而降的灾祸。因为我们可以做很多事情来避免生病，而且在这样做的时候，我们的感觉好极了。我希望每个人都能享有轻松快乐地度过每一天的机会。

而这一切始于伴随我们一生的美好奇迹——我们的身体。

CONTENTS

目 录

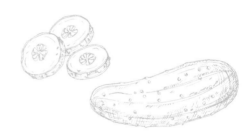

Chapter One

五大生命力量

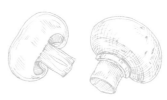

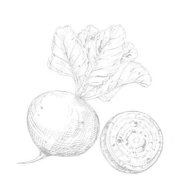

Chapter Two

行动起来！

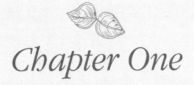

Chapter One

五大生命力量

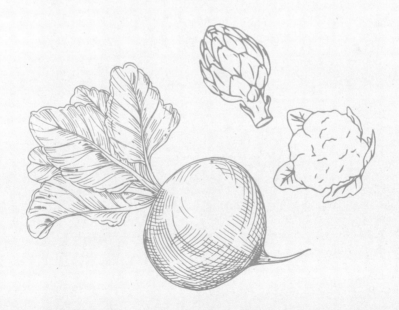

1. 什么是五大生命力量？
为什么它们如此重要？

也许我早该这么说：我可以送任何读这本书的人一台"法拉利"。

没错，只要一本书的价钱，就能换一辆世界一流、精美靓丽的顶级"豪车"！当然，这里面有玄机：你得照顾好它。意思是，给它合适的燃油、精心的养护和正确的驾驶。

虽然如此，还是照我说的做吧，那么"法拉利"就是你的了！

事实上，它已经是你的了。尽管它可能现在看上去更像一辆生锈的破车，而非堪称艺术品的高性能名车。但我们每个人的身体，都能像法拉利一样操作和响应。

我将奉上你出生时遗落的操作手册，把你的"法拉利"还给你。因为如果你不了解身体如何运转，那你又怎么能照顾好自己呢？你做不到的。

相信我，我这份操作手册，比随同豪车送的小册子简单多了。

你只需要关注五件事，就能得到你想要的健康。没错，五个因素就决定了你是身强体壮、充满活力、健美有形、快快乐乐的，还是体弱多病、弱不禁风、身材走样、悲惨兮兮的；还决定了你是越长越残，还是越来越美，甚至走过岁月不留痕。

五个因素就能决定。

"因素"这个词好像有点枯燥。但科学界还没有发明一个术语，能确切表达我想说的意思。那么我们就给它取个直接、朴素一点的名字吧：五大生命力量。

五大生命力量，是唯一能够控制我们健康的事，也是我们唯一需要考虑的事。

俗话说："如果我们管好了小钱，那么何愁没有大钱。"同样，如果我们注意呵护这五大生命力量，那么我们的身体就会做好剩下的事情。这是我们身体的应尽之责。

这些生命力量是：

*营养物质。*很直白，对吗？它指的是我们吃下去的所有东西。食物本身，还有食物中包含的一切——这可以列一份长长的清单。我们未必对这张清单上的所有东西都一清二楚，但我们的身体对它们了如指掌。

*水合作用。*我们的身体大部分是水分，单凭这一个事实，就足以解释这点了。

*氧合作用。*和水分一样，我们知道身体需要它，尽管不知道其中的种种原因。

*碱化作用。*这个有点儿棘手，它和人体内环境的酸碱平衡有关。

*解毒作用。*这包括我们的免疫系统，它要处理的事情很多，还要处理这个世界扔向我们的各种毒素、毒物和其他垃圾。

这就是全部。

我们受到的教育，让我们把血液、器官、骨骼、神经、皮肤等看作彼此独立的身体部件，而每一个身体"部件"都有自己的问题和麻烦。但事实是，我们身体里的每一样东西，每一个分子和细胞，都会对这五大生命力量做出反应。

医学被细分成了各个专业。这个医生负责治疗大脑的问题，那个医生治疗我们的脚或心脏、内分泌系统，每个专业领域都有自己的规则和规定。但影响我们大脑的内在环境，同样也会影响我们的双脚、皮肤、生殖器和关节。我们创造的人体内环境对我们的肝脏、免疫系统、胃和眼球的影响是一样的。人体由大约 70 多万亿个细胞组成，它们都有相同的基本需求。

我们只需要了解这些需求就是五大生命力量，然后我们必须尽全力去满足这些需求。

接下来，我来说说具体该怎么做。

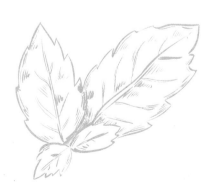

2. 一号生命力量：营养物质
营养是健康的基石

营养学是一门伟大而重要的学科。营养是健康的基石。如要探讨五大生命力量，那么营养就是最佳的切入点。

但我更想说说关于吃东西的事情。

吃东西是我们做过的最私密的事情。我知道你可能觉得这么说有些夸张，但吃东西比你想象的更加私密，让我来告诉你原因。当我们吃东西的时候，我们敞开身体，让我们的每个细胞，都暴露在我们周围的环境中。此时我们让"外在"变成了"内在"，这些外在的东西就变成了我们。我们的器官、骨骼、肌肉、神经、皮肤、血液和其他的一切，都是由我们吃下去、喝下去的东西构成的，并没有别的事物在起作用。在我们出生前，我们是一个细胞一个细胞地、由我们母亲的一饮一食创造出来的。现在也没有什么不同，只是我们是在用自己的一饮一食创造我们的身体。

我们照镜子时，看到的是我们吃下去的所有东西。想知道你现在的状态如何吗？只需要回想一下，过去一周你吃了什么东西，就能得到答案。现在，让我们来说说你中午吃的新鲜的大份蔬菜坚果沙拉，或者你刚做的有机莓果思慕雪。或者，你吃的是一个双层培根芝士汉堡、一个果酱甜甜圈或其他一些人造食品，又喝了一些高糖的，甚至加了化学甜味剂的碳酸糖水。

无论你吃了什么，问问自己：我希望自己由这样的东西组成吗？我想成为这样的生物吗？

说到营养和饮食，这些问题是一切智慧的起点。

好，那我们该吃什么呢？

在迄今为止的所有科学研究中，很大一部分都致力于回答这个看似简单的问题。如此基本的问题，却需要人们付出如此多的才华和精力，这令人惊讶。我该吃什么？为什么地球上的每一种生物，每一头野兽、每一条鱼、每一只昆虫，都能轻易地弄明白这一点，而人类却还在迷惘？

也许是因为，我们的选择太多了。

面对现实吧，我们早就知道该怎么吃了。问题是，我们太擅长装傻充愣了。唯有这样我们才继续灌下那些垃圾食品和那些我们明知对我们有害的东西。没有其他动物会这样做。

我想把整本书的内容浓缩成一句话：

食用各种完整的、新鲜的、干净的食物——主要是蔬菜、水果、豆类、坚果、种子、谷物、芽苗菜和健康脂肪类食物。此外，还需大量地生吃一些食物。

好吧，我用了两句话，但就是这样！就是这么简单。我们怎能假装不懂呢？我想也许问题就在于这太简单了。没有回旋的余地，也没有什么空子可钻。我们只能接受它，或者忽略它。

你可能已经注意到，在我刚才说的食物中，明显少了一种：动物性食物，即肉、鱼、蛋和奶制品。但这不是纰漏。我提倡的也不是全盘接受纯素食主义。我以前常吃肉食，那时我也很健康。有些人很难从植物性食物中获得他们所需的全部营养，所以对他们来说，动物性食物是必需品。如果肉、鱼和其他的动物性食物没被加工成含有不健康、不天然物质的工业产品，这个问题就没那么复杂了。我将在"蛋白质－脂肪迷思"和"营养压力"中详细讨论这个问题。现在我想重点说说我们能吃的最健康的食物。

2013 年，《新英格兰医学杂志》刊登了一项关于所谓"地中海式饮食"的重大科学实验成果。来自巴塞罗那大学等机构的研究人员对 7000 多名成年人制订了不同的饮食计划。那些采用典型地中海饮食的受试者终于提供了确凿的证据：如果我们吃绿叶蔬菜和其他多种蔬菜、水果、坚果、鱼和橄榄油，吃一切新鲜的、未加工的食物，只吃少量的其他肉类和奶制品，我们会更健康、更长寿。换句话说，他们发现，如果我们想活得长寿又健康，我们应该像希腊老人[1]那样吃东西。那些老人也会免费告诉我们这些，但我们会听吗？

考德威尔·埃塞斯庭医生也给出了同样的建议，他是全球最受尊敬的心脏健康专家之一，曾就职于著名的克利夫兰医学中心。他称心脏病是一种完全可以预防的食源性疾病。

要是我们早知道这些就好了！或许，其实我们早就知道了。不管怎么说，既然他的研究已被广泛报道，继续假装无知就困难多了。仅在美国，每年就有 60 万人死于心脏病，几乎都是糟糕的饮食引起的，心脏病完全是可以预防的。

各种完整的、新鲜的、干净的食物，大多数是植物性食物。吃还是不吃？取决于你。

◑ 供养我们的细胞

要理解为什么这些是合理营养的关键，我们需要提醒自己一个非常基本的事实：在我们进食之前，我们的食物先要"进食"。

---

[1]　希腊伊卡利亚岛因长寿人口众多而出名。岛上有三分之一的人口活到 90 岁以上，百岁老人也很多。

食物也需要营养，它得生长壮大；它得吸收、代谢、排泄，保留和利用它所需要的东西。

我们的植物性食物"吃"什么？阳光。实际上，植物消耗并储存了14 960万千米外的那颗恒星的能量，这是一个很酷的戏法。当然，植物的食物还有空气和水。

不过，大部分营养来自土壤。土壤的组成比我们想象的更复杂。泥土是一种神秘而复杂的混合体，由矿物质、维生素、金属、有机物质、微生物（消耗自身并进行排泄的微小的生命体），以及许多其他重要物质组成。植物（包括树木、藤蔓）从土壤中汲取营养，利用土壤来生产自己的产品——农产品，直到我们采摘并吃了它们。

这并非巧合——因为我们人类和植物都是有生命的，这是一个很重要的共同点——动物需要的许多物质，植物也需要，并且是以同样的形式。所以，当我们吃蔬菜、水果、莓果、豆子、谷物、坚果这些东西的时候，我们就得到了完好无损且可以被我们自己吸收的营养。水果或蔬菜就像媒介，是我们吸收地球上、土壤中存在的那些物质的一个渠道。

这就是营养的奇妙旅程，从土壤中来到植物的细胞中，再进入我们的细胞中。我们喂饱我们的身体，也得滋养我们的细胞。我们每个人都是由超过70万亿细胞组成的神奇集合体，这就是我们存在的真正方式。

在我们的细胞壁内，很多事情正在发生：化学物质随着一波波流体进出细胞；产生能量；发送和接收信息；物质被创造和毁灭；残渣被带走。我们的细胞中携带着我们的"蓝图"——让我们能够生存下来并充满活力地遗传指令。但即使是我们的基因和染色体也会对我们的各种选择创造出来的环境做出反应。我们的确带有遗传倾向，但基因的表达，很大程度上取决于我们吃进嘴里的东西。

现在有一门全新的学科专门研究这一课题，它就是表观遗传学。表观遗传学研究的是基因如何表达及为何表达。我们曾经以为，基因决定了我们的命运。现在我们知道，我们对基因的控制力，比我们想象中的更强。如果我们通过选择积极的生活方式——食物、水、习惯，甚至我们的想法——来让DNA保持健康，我们就有机会活得长寿、精彩。糟糕的选择会招致疾病的基因表达。如果我们的DNA受到的损害太大，坏事就会接踵而至，比如癌症。

最近，染色体的末梢端粒吸引了科学家的注意。端粒的长度与我们给自己的身体施加了多少营养压力有关。压力越大，端粒越短，寿命就越短。我们做出的每一个饮食选择，都会影响我们的细胞甚至染色体。

尽管我们的细胞、染色体非常神奇，它们仍然需要我们提供合适的原料。为了给细胞功能提供能量，我们必须摄入细胞需要的东西。

那么我们的细胞需要什么？

它们需要水和氧气，我们将在"二号生命力量：水合作用"和"三号生命力量：氧合作用"中分别讨论。

另外，它们需要食物：蛋白质、碳水化合物和脂肪。这些就是生命的基本需求，是创造我们的身体并为其提供能量的宏量营养素。除此之外，我们还需要一大堆同样必不可少的东西，比如维生素、矿物质、盐、酶、辅酶、抗氧化剂、电解质、微量营养素、植物营养素、类黄酮、类胡萝卜素、微生物、酸等等。值得关注的东西太多了。科学还在不断发现新物质，我们不可能记住所有。

那么，给细胞提供所需物质的最佳途径是什么？你猜对了——各种完整、新鲜、干净的植物性食物，大多数需要生吃。让我们一条条地分析。

◑ 为什么完整很重要？

全食物指的是整个的水果、蔬菜或任何保持天然状态的东西，这应该很容易搞定。它不仅是最健康的，而且也是最简单的。

T·科林·坎贝尔是著名的《中国健康调查报告》的作者之一，"中国研究"是一个他主导的长达 20 年的大型科研项目，研究的是营养和健康之间的关系。他是这样评价全食物的：

"每一个苹果都含有成千上万种抗氧化剂，除了维生素 C 等少数几种外，其余的我们连名称都不熟悉。这些强大的化学物质都有可能在维护人体健康方面发挥重要作用，它们会影响人体内成千上万的代谢反应。但是测评每一种化学物质的具体效用，远远不足以解释一整个苹果的功效。因为几乎每一种化学物质都能影响其他的化学物质，所以可能产生的生物学效应是不可估量的。"

可能会产生几乎无限的生物学效应，而这仅仅是一个苹果。现在想象一下，如果我们在某一天吃了大量完整、新鲜的蔬菜、水果、谷物、豆类、坚果和种子，我们的体内会发生什么？当然，我们将获得生命所需的所有基本营养，我们体内也会发生无数事件，让我们更加健康。

我们要做的就是吃了它们，也许还可以向我们的食物略表尊重、感恩和爱。

但最重要的是，我们必须吃下它们，完整地吃下它们。

让我们看看富含营养的全食物的黄金标准——绿油油的、外形可爱、多纤维质、爽口不甜，它们被世界各地讨厌蔬菜的家伙鄙夷，但对我们的身体有多方面的好处。

西蓝花是一种十字花科植物——一类开四瓣花的植物。十字花科植物的花是十字架（拉丁文为 crux）形的，因此得名。在西蓝花的原产地意大利，西蓝花是农民的主要食物，物美价廉、营养丰富。现在这种蔬菜随处可见。像每一种植物性食物一样，西蓝花含有数千种化学物质，其中许多成分至今是科学界未知的。但我们知道，西蓝花非常健康。如果有人研发出一种集聚了一份西蓝花中所有救命物质的药丸，我们会立即服用它，并且授予发明者诺贝尔奖。但研制这样的药物是现在的科学做不到的，而且我们也不需要，我们可以直接吃西蓝花。

西蓝花到底有什么好处？首先，它是维生素 A、维生素 C、维生素 K、叶酸和膳食纤维的极佳来源，也是锰、色氨酸、钾、镁、ω-3 脂肪酸、铁、钙、锌、维生素 B 和维生素 E，以及保护眼睛的类胡萝卜素和玉米黄质等物质的优质来源。

它甚至还能提供一些它自身不具备的东西，严格地说，是一种叫作萝卜硫素的化学物质（一种硫化物）。虽然西蓝花中没有萝卜硫素，但当我们咀嚼西蓝花时，唾液中的酶与萝卜硫素前体结合，瞧，萝卜硫素出现了，就像变魔术一样。随后，萝卜硫素将激活 200 个不同的基因，其中一些基因能保护我们免受癌症侵袭，另一些基因则能防止癌症扩散。人们发现，萝卜硫素似乎能惠及人体中的每一个基因，尤其能抑制乳腺癌和前列腺癌细胞的生长。它能杀死癌症干细胞、使 DNA 甲基化趋向正常、杀死一种破坏软骨的酶（你以为所有的酶都是有益的吗？老天爷不是这样操作的），这都是调节基因表达的过程。

其他十字花科蔬菜——如花椰菜、羽衣甘蓝、球芽甘蓝和卷心菜，也有类似的保护和抗病能力。如果这一切听起来很了不起，别忘了，西蓝花的生芽含有的保护性化学物质是西蓝花的 20 ~ 50 倍。

它们给我们带来的好处还不止这些！事实上，我们并不知道一块小小的水果或蔬菜中的所有成分；即便最复杂的实验室分析，也无法解释所有这些化学物质在进入我们体内后会有什么表现、如何相互作用。

正如《为生存而吃》（*Eat to Live*）的作者乔尔·福尔曼博士指出的那样，一个番茄中含有约 10 000 种植物营养素，其中许多成分还没有被鉴别出来。换句话说，即使是一个普普通通的番茄，也具有神奇的健康和治疗功效。我们可以拿着它，我们可以购买它，我们可以吃了它，但我们无法真正了解它。

如果仅仅一种蔬菜中就蕴含着如此惊人的大量宝藏，那么一大盘多样性的沙拉，又含有多少有益成分呢？记住，营养物质的数量仅仅是故事的开始。最重要的是它们如何与我们的细胞相互作用，自行产生酶和其他物质，以及所有蔬菜、香料和香草中的化学物质和单细胞生物如何相互作用——它们如何彼此增益、彼此支持、彼此成就。这一切再加上我们喝的水、呼吸的空气、吸收的阳光能量，从全食物中受益的可能性就突然被无限放大了。

虽然我们无法完全了解大自然的力量，但只要吃完整的食物，我们就能轻松地利用这种力量。

每当我们试图把食物的一部分和其他部分分离的时候，都是在冒险，这样做可能会失去一些重要的物质。我们以为可以对天然食物加以改进，但有时我们却搞砸了。每当我们加工食物或取用食物的一部分时，就制造出了一个未知的东西，让人体获得的营养变得不稳定，遭受潜在的混乱。为什么吃完整的食物很重要，这就是原因。

当食品制造商为了做出不含有益的膳食纤维或营养物质（只含有简单碳水化合物，就像纯糖）的加工谷物和面包而将谷物的麸皮去除的时候，或者当我们从水果中挤出果汁、丢弃果肉的时候，或者当我们用坚果、种子和蔬菜榨油（榨油跟榨果汁类似，选择了高热量的脂肪，而舍弃了膳食纤维）的时候，就会出现这种情况。

我们把膳食纤维说得像它只是水果或蔬菜的一部分似的，但实际上，膳食纤维就是水果或蔬菜本身，它含有汁水、营养素和其他东西。膳食纤维的用处并不局限于促进消化和清肠（尽管它也有这样的功效）。我们不会消化膳食纤维，但我们肠道里有益健康的微生物会消化它们，从而产生对人体更有益、更有保护作用的化学物质。

如果我们胡乱摆弄食物，食物会发生怎样惊人的变化呢？这儿有一个例子。刊登在《英国医学杂志》上的一项大型研究发现，每周至少吃两次水果的人，特别是吃苹果、蓝莓和葡萄的人，患 2 型糖尿病的概率比每月吃水果不超过一次的人低 23%。但是，每天喝一次或更多果汁的人患糖尿病比不喝果汁的人高 21%。

该研究的主要作者、哈佛大学公共卫生学院营养学系的研究员木村伊佐指出："我们的数据进一步支持了目前的建议，即通过多吃整个的水果、而不是果汁来预防糖尿病。"

波莫纳学院曾进行一项研究，该研究后来发表在《食物与营养研究》上。研究人员让两组受试者食用含有相同热量、脂肪、蛋白质和碳水化合物的食物。唯一的区别是，一组受试者吃的都是全食物，而另一组受试者吃的都是加工过和包装过的食物。然后，研究人员测量了两组受试者的热量代谢，发现食用加工食品的人消耗的热量，只有另一组受试者的一半。根据作者的观点："这表明加工食品占很高比例的饮食，将导致热量吸收增加，并可能导致体重增长。"

另一项在加拿大纽芬兰纪念大学圣约翰校区进行的研究，测量了加工过程食物中起到天然药物作用的营养保健成分的影响。这项研究表明："在大多数情况下，加工过程会对功能性食品和保健食品的生物活性成分产生负面影响。因此，加工最少的食品更适合那些有健康意识的消费者。"

如果我们吃的东西是加工过的，受到了操纵、掺了杂物、变得支离破碎，大部分膳食纤维和营养物质都被去除了，那么我们最后吃进去的东西虽说仍是食物，当然它们可以带给我们生存所需的热量，但除此之外就没什么了，缺乏了食物本该带给我们的诸多益处。没有营养物质。正如福尔曼博士所说："我们机械地吃饱了，但营养上处于饥饿状态。如果我们经常这样做，绝对会从细胞层面伤害自己。随着时间的推移，这可能会导致一些慢性疾病。"

就像我之前引用的研究表明的，即使这些食物的热量和全食物相同，我们的新陈代谢对加工食品的反应也是不一样的，这是让人变得肥胖、不健康的真正原因。不仅因为他们吃得太多，还因为他们吃了太多的非天然食物。

经过加工的包装食品中总有我们知道对细胞有害的东西——糖、高果糖玉米糖浆、精制小麦粉、化学防腐剂、调味料和着色剂。你可以看配料表，但你仍然不知道里面的所有成分（不要问昆虫器官和鼠类粪便是否合法）。商业化的食品工业已经完全失去了控制，在吃加工食品时，我们再也无法知道我们吃的是什么东西了。

但如果我们吃了足量的全食物，就吃不下加工食物了。

◐ 何谓新鲜?

说到食物，"新鲜"是最常被滥用的术语之一。广告和营销人员擅用这个词来形容几乎所有的东西。"新鲜食物"的最佳定义是：在我们食用之前没被放置太久的农产品。在采摘后的几小时内，蔬果中所含的所有保护性营养物质就开始分解，植物从太阳吸收的能量开始衰减。

2003 年，西班牙食品科学与技术部的植物化学实验室进行了一项研究，测量了新鲜采摘的西蓝花中的维生素 C 和类黄酮含量，然后用塑料薄膜将蔬菜包起来，在略高于冰点的温度下保存一周，以模拟商业运输和配送过程中的储存条件，再测量一次营养成分。3 天后，在一般蔬菜的销售周期结束时，再测量一次。

根据发表在《农业与食品化学期刊》上的论文，"研究结果显示，与采摘时的西蓝花相比，在随后的两次测量中，西蓝花的营养都出现了严重的损失。因此，在冷藏期和零售期，西蓝花损失的营养物质分别为：硫代葡萄糖苷（抗癌化学物质）总量的 71% 和 80%；类黄酮总量的 51% 和 62%；芥子酸衍生物的 44% 和 51%；咖啡酰 - 奎尼酸衍生物的 73% 和 74%。各种化合物的浓度在储藏期和零售期略有差异。"

简而言之，在这 10 天中，西蓝花刚采摘时所含的有益物质大量消失。根据这篇论文，"配送期和零售期对维生素 C 的影响很小"，但这并不能带来多少安慰。

"新鲜"这个词也意味着，允许农产品生长至完全成熟才进行采摘，这意味着所有的营养和酶能达到最高值。这点也同样重要。

当一个果实还未成熟时，它所含的物质也未成形。维生素、矿物质、酶和抗氧化剂需要一定时间才能完全形成。如果我们在农产品未成熟时就将它采摘下来，就使它过早地脱离了它的营养来源——土壤，就是剥夺了它（和我们自己）的"潜在利益"。到我们食用它们的时候，这些农产品也许看起来美观、成熟且营养丰富，但由于它是在未成熟时被采摘的，所以并没有什么营养。

加州大学戴维斯分校果树学系的研究人员发表了一篇题为《影响园艺作物维生素 C 含量的采前和采后因素》的论文，研究人员测量了各种因素（其中包括采摘时水果和蔬菜的成熟程度）对农产品中维生素 C 含量的影响。作者写道："虽然未成熟的果实采摘后，依然可以形成饱和的色彩，但营养品质无法达标。事实证明，成熟后采摘的红椒、西红柿、杏、桃子和木瓜的维生素 C 总含量更高。"

当然，这样一来，商店和超市里售卖的所有农产品几乎都被排除在外，因为所有需要运输的农产品都必须在成熟之前采摘，否则等到我们看到它们的时候，已经软烂了。

如何解决这个问题？首先，我们得尽量多吃植物性食物，以弥补此类营养的不足。但我们也得尽我们所能保持蔬果新鲜，尽可能缩短从采摘到上桌的时间。

首先，我们要对所购买的农产品多加留意，尤其留意其原产地。曾几何时，水果和蔬菜是季节性的，只有在一年中的某些时候可以买到，其他时候就买不到。运输和制冷业的兴起，结束了这种古老的传统，现在我们几乎可以在任何时间找到任何农产品。现在，大多数农产品都不是季节性的。这也许是一种进步，不过这样的结果是好坏参半。

10 英里（约 16 千米）外的苹果和 1500 英里（约 2414 千米）外的苹果是不一样的。我们应该吃来自新西兰的富士苹果还是来自明尼苏达州的苹果呢？答案是显而易见的：即使你更喜欢富士苹果，来自明尼苏达州的苹果也更好；即使几个月不吃苹果，也比在本地不产苹果时吃苹果强。

　　该选择新鲜的、一般方式种植的阿根廷蓝莓，还是冷冻的加拿大有机野生蓝莓呢？我选择后者。事实上，冷冻的水果和蔬菜，尤其是有机的产品，比那些经过长途运输的未冷冻农产品更好。我喜欢吃新鲜的水果，但一年中的大部分时间我都会吃冷冻的莓果。采摘后马上冷冻的成熟水果所保留的营养，是未成熟就采摘的新鲜水果永远无法拥有的。

　　另一个策略是尽可能多地从农产品直销店或农贸市场购买食物。"土食者"并非只有哲学上的意义——如果我们吃的是本地现摘的食物，营养价值真的不一样，这对我们的健康也有好处。从小农户那里购买农产品，也能避免食物供应全盘被农业巨头垄断。小型种植户实际上只接触（并食用）他们自己种植的东西。

　　开垦一个有机花园是获得新鲜食物的妙招。在你家中或附近种植蔬果，不使用化学物质，在成熟时采摘，4分钟后食用（从茎上摘下后马上就吃）。即使是一株植物或极小的一块土地，也能产出大量的农产品和香草，这些足以让我们更健康。而且这样做能让我们与食物再次联结，我们一定会更加小心地加工和食用我们亲手种植的东西。自己种植食物是对我们的健康更负责的好法子。

　　确保我们得到新鲜蔬菜的最后一种方法是：吃蔬菜的嫩芽和嫩苗而不是蔬菜本身。就像我们之前说的，几乎所有嫩芽和嫩苗的营养都比完全成熟的农产品更高。

　　印度圣雄普莱农业大学生物化学系进行了一项让谷物在食用前发芽的研究，研究成果刊登在《食物科学与营养评论》上。研究人员得出结论："让谷物发芽一段时间，会增加水解酶的活性，提高某些必需氨基酸、总糖和B族维生素的含量，减少干物质、淀粉和抗营养素的含量。"

　　在另一项研究中，德国研究人员让麦粒发芽一周，并在不同时期分析它们，以观察发芽对营养物质的影响。总的来说，发芽的过程大大减少了麸质蛋白，同时增加了叶酸，这是双赢。刊登在《农业与食品化学期刊》上的一篇论文表明，较长的发芽时间"能使各种膳食纤维的总量大幅增加，并使可溶性膳食纤维大量增加"，可溶性膳食纤维增至 3 倍，而不可溶性膳食纤维减少一半。

你可以在大多数健康食品店找到各种各样的芽苗菜。在家种植它们也很容易。你需要一些有机种子、水、罐子或种植托盘，还有阳光。简简单单地，你就能吃到世界上营养最丰富的食物，一年四季都能吃到，而且还很便宜。

由于工业化改变了我们的食物供应方式，食材新鲜的问题变得更加紧迫了。曾经连城市居民都住在种植食物的农场附近。但这样的日子一去不复返了，现在我们的食物来自世界各地。你真的认为这种变化不会影响食物质量、不会影响我们了解食物和控制饮食的能力吗？我们知道这些东西是在什么环境下生长、采摘和处理的吗？不知道。我们对生长地的土壤、空气和水质了解吗？不了解。但是所有这些因素都很重要，因为在食物上桌给我们提供营养之前，是这些物质在为我们的食物提供营养。

1997 年刊登在《英国食品杂志》上的一项研究，关注了 50 年来农产品中的营养含量是如何下降的。蔬菜中钙的平均含量已经下降到原来水平的 81%。蔬菜中镁、铜和钠的含量也显著降低，水果中镁、铁、铜和钾的含量显著降低。最大的变化是，蔬菜中的铜含量下降到不足原来的 $1/5$。唯一在 50 年间含量没有显著差异的矿物成分是磷。此外，这项研究还表明："水果中的水分显著增加、干物质显著减少。"这意味着食物中含有的膳食纤维变少，因此营养变少、口感变差。

来自得克萨斯大学生物通讯研究所和生化研究所的科学家们跟踪了从 1950 年到 1999 年 43 种作物的营养变化。报告称："可靠数据证明，作为一个整体，这 43 种食物的 6 种营养素（包括蛋白质、钙、磷、铁、核黄素和抗坏血酸）出现了显著下降。"

研究负责人唐纳德·R. 戴维斯博士表示："最合理的解释是，与 50 年前相比，现在人们选用的种植品种变了。在这 50 年里，人们一直在努力培育产

量高、抗虫害或适应不同气候的新品种，但最主要的目标是提高产量。新的
证据表明，如果将高产作为目标，作物长得更大更快，但它们未必能以同样
快的速度制造或吸收养分。"

◑ 为什么多样性如此重要？

科学家们曾经告诉我们，在农业出现之前，人类食用成百上千种蔬果，
这些蔬果都是野生的，每一种都有差别。如今，人们食用的蔬果平均只有 30
种。你觉得这对我们的健康会有什么影响？

埃默里大学的人类学家乔治·阿尔拉戈斯称："从进化的角度来看，我们
的身体生来就适合吃各种各样的食物。我们的猎人和采集者祖先经常吃各种
各样的全食物，避免出现厌食。而今，虽然我们的饮食体系看似提供了各种
各样的成分，但实际上，我们的饮食中含有大量的玉米制品和精制糖。"

根据营养事实网站（nutritionfacts.org）的迈克尔·格雷格博士的说法，
史前人类每天会从蔬果中摄入约 10 000 毫克的钾。如今，根据美国政府的数
据，只有不到 2% 的人每天摄入的钾达到了 4700 毫克（每日推荐摄入量下
限），还不到史前人类摄入量的一半。钾是一种相当重要的营养素，尤其是对
心血管健康而言。根据一项刊登在《美国心脏病学会杂志》上的研究，每天
钾摄入量增加 1600 毫克，能使中风风险降低 21%。这只是现代人一种营养素
的摄入情况。

营养镁协会（Nutritional Magnesium Association）的医学主任卡洛琳·迪
恩博士说："镁是一种重要的微量元素，人类缺乏这种微量元素的情况非常普
遍。"她报告称，在美国，人们从食物和水中摄取的镁含量在逐渐下降，从
1900 年每天 500 毫克的高水平降到了现在的 175 ～ 225 毫克。美国国家科学
院发现，大多数美国男性的镁摄入量仅为推荐每日摄入量（RDA）的 80% 左
右，而女性的摄入量仅为 70%。

即便是相似的食物，其营养成分也是显著不同的。羽衣甘蓝和西蓝花都是十字花科蔬菜，都非常有益健康。但根据美国农业部的数据库，一杯生的羽衣甘蓝含有 100 毫克钙和 329 毫克钾，总共含 33 大卡。一杯生西蓝花只有 43 毫克的钙和 288 毫克的钾，含 31 大卡。但这并不意味着我们应该放弃西蓝花而选择羽衣甘蓝，因为正如我们所见，西蓝花有很多其他有益物质。所以，既要吃西蓝花，也要吃羽衣甘蓝。

由此可见，吃各种各样的食物非常重要。正如我们了解的那样，即使是科学家也无法列出我们食用的植物性食物中包含的每一种营养素。但我们知道，它们都有益于我们的健康。我们的饮食越单调，得到的营养就越少。道理就是这么简单。

国际营养科学联盟的主席马克·L. 瓦尔奎斯特教授在一篇名为《食物种类作为食物摄入的定量描述物》的论文中写道："将食物种类纳入膳食指南的主要原因是，食用更多种类的食物可以令营养更全面。这一理念已被普遍接受。"

当我们去商店买卷心菜时，我们并没有意识到，卷心菜有上百个大同小异的品种，每一种都有自己的标志性营养成分。理想的情况是，我们吃所有品种的卷心菜。

当然，采买多个品种会遇到现实的障碍。如果我们提出这样的要求，附近的超市就得装运十几种不同的卷心菜，而菜农必须种植、销售所有品种，这并非易事。这就是我们被迫面临"蔬菜匮乏"的真正原因——商人的牟利动机。

因此，我们需要花更多精力去寻找食材。我们必须找到新品种的羽衣甘蓝、生菜、西红柿、南瓜、香草等。要博爱一些，即使我们喜欢老品种，也不要对老品种忠诚到不肯换换新的口味。多了解一下你的食物，学会区分不同品种的洋葱。要知道，我们并没有充分利用嗅觉。成熟的植物有一种强烈的香味，非常诱人。在野外，这种香味是植物吸引鸟类和蜜蜂注意的一种方式。把你的脸凑近一点，吸一口气，去感受这种味道。

现代农业给我们提供的食物，通常没有什么香味可言，味道也不怎么样。我们说不出新老品种有什么区别，因此，新品种的梨子和甜椒并不能让我们兴奋起来。我们可能觉得所有甜椒都一样，但不是这样的。难道所有人都是一样的吗？同样的道理。

看看那些垃圾食品生产巨头对饥饿的生理机制理解得多透彻：打开一包玉米片，闻一闻脂肪、盐和糖的浓郁香味。这是一种精心打造的气味和味道，让你以为自己在吃什么好东西。我们被那些知道如何控制我们大脑的食品工程师给操纵了。如果我们能戒掉对垃圾食品的瘾，我们就能更好地辨别是天然香气还是化学香气，那种化学气味也就失去了吸引我们的力量。

营养多样性是让你爱上吃沙拉的一个理由。沙拉往往含有多种未被其他物质污染的、生的、完整的植物性食物。我们摄入的大部分食物应该是这样的：一份长长的、全天的沙拉菜单，一份又一份完整的蔬菜、芽苗菜、水果、豆子、坚果和种子。当然，调料是用有益健康的植物油制成的，比如橄榄油、芝麻油、核桃油或牛油果油，或者有点异域风情但非常有益的印加果籽油，要用冷榨油。不含不利于健康的瓶装调味品、奶酪、肉、油炸面包丁、培根丁或其他带来廉价碳水化合物、不健康脂肪和不必要热量的添加物。想让沙拉更甜一些、中和绿色蔬菜的苦味的话，就加入一些新鲜水果，或加一把葡萄干、干蔓越莓或干樱桃。如果需要加点大块的食材的话，就加一大勺鹰嘴豆泥、一个切开的牛油果，或者一把核桃。想要加点有益健康的蛋白质的话，就把生藜麦在温水中浸泡半小时，使其变软，然后洒在上面，或加一些黑豆。

显然，我说的不是在一个精致的小碗中放一些生菜、西红柿、黄瓜，再加一些胡萝卜丝增色，加一点调味汁。我说的沙拉已非寻常之物了，这是一顿大餐，而不是一道菜。我们需要拿更大的碗。

我做的每一份沙拉都和其他的略有不同。我也从来不在两杯思慕雪①中放同样的东西。如果多样性真的是生活的调味品，那么缺乏多样性就意味着餐食索然无味。

饮食多样性还有一个很好的理由。每一种蔬果除了含有营养素外，也含有毒素。这些刺激物和驱虫剂的存在，是为了对抗食草动物。一些物质起到了天然杀虫剂的作用，在一些植物中甚至还含有昆虫避孕药。如果我们吃多种食物，我们就不会过多摄入同一种有害物质。但如果我们一直吃同一种蔬果，蔬果中含有的毒素或酶抑制剂可能会在我们体内堆积，最终导致过敏反应，甚至会伤害我们。

◐ 干净意味着天然

食物的"干净"并非意味着"没有泥土"，事实上，泥土可能是我们的食物接触到的最干净的东西。"干净"是指蔬菜是有机的或野生的，没使用有害的化学杀虫剂、除草剂和化肥。人们有时问我，为什么我要花更多的钱购买有机蔬菜，那不是一样的菜吗？好吧，你说到重点了：它们就是不一样。

杀虫剂和除草剂能杀死生命——这是它们的分内之事。它们能消灭啃食植物、破坏作物的昆虫，并抑制讨厌的杂草和其他植物的生长。但如果某种东西能杀死虫子，你真的认为它对我们的健康无害吗？

2004 年，美国国家卫生研究院的研究人员发表了一项研究结果："生活在农药使用量增加的农场中的 17 000 名儿童，罹患癌症的风险增加了。"研究表明，暴露在有机磷酸酯和有机氯（农药中常见的 2 种化学物质）中会引发多种癌症、白血病、淋巴瘤、帕金森病、肌萎缩性侧索硬化症、胎儿出生缺陷、哮喘和其他呼吸系统疾病、多动症、糖尿病，甚至会增加心脏病的死亡风险。

---

① 思慕雪是一种用新鲜或者冷冻水果加上碎冰、乳制品等搅打成的半固体健康饮品。

农用的致命化学物质不会因为被禁用了而就此消失。发表在《神经毒理学》期刊上的一篇文章指出，尽管狄氏剂这种杀虫剂已被禁用，但它仍然存在于环境中，而且在一些帕金森病患者去世后的脑组织中也发现了这种东西。

我们可以用水、醋或过氧化氢洗掉一些农药。但这并不能完全消除威胁，杀虫剂并不是唯一的问题。事实上，杀虫剂将和所有其他工业毒素（有害的食品添加剂、环境污染，以及我们过去、现在，甚至未来接触到的日常化学刺激物）共同作用。长此以往，我们的免疫系统将不堪重负。这种情况一旦出现，有些东西可能会突破我们的防御，致病的细菌或病毒会找到适宜生长的地方，致癌物会在人体内扎根并扩散。

这些化学物质都会随着我们吃下的一顿顿饭，一天又一天、一年又一年地不断积累。这才是真正的危险。美国政府向我们保证，有事实可以证明，接触某种低于一定水平的杀虫剂是无害的。但是美国政府中的规则制定者怎知我们生活环境的全部信息呢？相信我，骆驼背上的稻草可不止一根。

这就是为什么尽管已有了一百万条规定，但人类仍然在不断得病，甚至因疾病而死亡。这些规定的存在，是为了告诉那些公司他们可以逃避什么责任，而不是为了保护我们。

美国斯坦福大学的一项研究称，有机农产品和非有机农产品的营养含量没有显著差异，这一论断备受关注。由于显而易见的原因，很多人愿意相信这一点。但这项研究也发现，有机草莓中维生素 C 的含量更高。据其评估，有机农产品中还含有更多的酚类物质，这是一种被认为有助于预防癌症的植物化合物。其他研究发现，有机食物比那些使用杀虫剂种植的食物更有益健康。

华盛顿州立大学可持续农业和自然资源研究中心的研究人员对 384 份有机牛奶和普通牛奶样本进行了研究，这些样本是花 18 个月在美国各地采集的。研究发现，有机牛奶中人体所需的 ω-3 脂肪酸的含量比普通牛奶多62%，而人体过剩的 ω-6 脂肪酸的含量比普通牛奶少 25%。这虽然不意味着喝普通牛奶不健康，尤其是对成年人而言，但研究也的确表明有机牛奶能提供更有益健康的营养。

刊登在《化学中心期刊》上的一项研究，分别对有机和常规方式种植的酿酒葡萄和鲜食葡萄的果皮中的类胡萝卜素、总多酚和抗氧化活性进行了测定。测试结果表明，有机葡萄的各种有益物质明显更多。另一项由加州大学戴维斯分校食品科学与技术系进行的研究，比较了一般方式和有机方式种植的草莓、黑刺莓和玉米中的酚类物质（一种评测抗氧化活性的标准）和抗坏血酸（维生素C）的含量。据研究报告所称："以有机和可持续方式生产的食物中的总酚含量，高于传统农业生产方式种出的食物。"

2001年，《替代与补充医学杂志》刊登了一篇文章，论述了有机作物与传统植物性食品的营养价值。报告称："与传统种植作物相比，有机作物含有的维生素C、铁、镁和磷多得多，而硝酸盐含量则明显低于前者。有机作物和传统种植作物的营养含量似乎存在真正的差异。"

至少有一点我们可以肯定：没有一位科学家证明农药对我们有好处。

食用有机食物绝对意味着我们在减轻毒性负荷，这对肝脏和肾脏是有益的，它们现在已经够忙的了。食用有机食品不仅能减轻消化系统的压力，还能减轻全身的压力。新的农药不断被研发出来，这些农药会对我们产生什么样的长期影响？没人敢打包票。

没错，有机食物的种植成本更高，但我们得心甘情愿地为其买单。有些人认为这是一种奢侈。那么我还得问你之前的问题：你愿意把钱给农民还是给药剂师、食品商、医生？你是否愿意在未来花一大笔钱来弥补今天受到的损害？在比较了潜在的风险和回报之后，你就会发现，吃干净食物带来的额外回报，似乎是值得的。饮食是我们能做的保持身体健康最重要的事情。如果优质、干净的食物都不值得我们花钱，那还有什么值得我们花钱呢？

有机黑莓的价格是普通黑莓的2倍，但和化疗的价格相比呢？有毒化学物质毁了你的内脏、破坏了你的免疫系统，让你吐得稀里哗啦、掉光了头发，这与多花 3 美元买有机农产品相比如何呢？

你的身体会对你吃进去的东西做出反应。这很简单，难道还有别的可能吗？如果我们说的是你的车，你会听进去。为什么关系到你的身体，你就听不进了？

转基因作物是被修改了 DNA 的种子和谷物，通常这样做是为了让它们能抗虫害。人类食用含转基因生物的食物到底有什么危害？这是问题的关键，然而我们对此一无所知。因为转基因作物存在的时间还不够长，无法判定其长期效应。在我看来，这就是避免食用它们的理由。

2012 年，法国卡昂大学的研究人员公布了一项为期两年的研究结果，他们将喂食转基因玉米的老鼠与喂食非转基因玉米的老鼠进行了比较。他们报告称："接触转基因生物的老鼠比对照组老鼠死得更快，患肿瘤和器官损伤的概率也更高。"几个月后，刊登这项研究的美国科学期刊撤回了这篇文章，大概是因为它牵涉的范围太广了。但一些科学家批评这一决定是出于政治动机。

有人说，或许有一天，转基因技术会造福于人类，并被证明是健康的。我想说，祝你们好运，而我会继续尽量吃天然、干净的食物。

◑ 为什么生吃很重要？

吃生的食物有很多好处。

首先，生的食物保留了所有的水分，这能提高我们的水合能力。生的食物也能使我们的组织碱化，而烹饪过的食物会使人体变得更酸，这可能会带来问题（我们将在"四号生命力量：碱化作用"中讨论这个问题）。

之前我们提到过西蓝花中所含的萝卜硫素的好处，还记得吗？只要没有用很高的温度烹饪西蓝花，我们就能获得这些萝卜硫素。高温会"杀死"某些营养物质。所以，无论我们吃西蓝花还是西蓝花芽，我们都需要多少吃一些生的。

当然，没有多少人愿意严格遵循生食饮食，这样做太激进了。我试过了，但只坚持了很短一段时间。烹饪是人类生活的重要组成部分，烹饪使食物变得更加美味，也使食物更有趣、更多样性。尽管如此，我们还是有必要注意一下生食的健康效用。

芬兰库奥皮奥大学进行了一项研究，并发表在《美国临床营养学》杂志上。研究人员将100%吃生食的芬兰中年纯素食者的身体抗氧化水平与吃杂食的芬兰人的身体抗氧化水平进行了比较。与杂食者相比，纯素食者血液中的β-胡萝卜素、维生素C和维生素E的浓度明显更高，整体抗氧化活性也更高。

事实上，根据美国农业部推荐的膳食营养素摄入量，参加此项研究的纯素食者获得了人体每日所需量约3倍的维生素C、约2.5倍的维生素A、约3倍的维生素E、约1.2倍的铜，以及92%的锌和49%的硒，这令人惊讶。而我们美国人在大多数情况下，甚至连这些维生素和营养素的推荐摄入量都未获得。

另一项由德国营养科学研究完成的研究发现，全生饮食可以"降低血浆中总胆固醇和甘油三酯的浓度"，而这意味着心脏很健康。

正如我说过的那样，对我们大多数人来说，全生饮食并不是一个能够促进食欲的选择。但这些研究和其他许多类似的研究表明：我们吃下生的植物性食物越多，我们就越健康。这非常简单。

食用未烹饪蔬果的一大理由是：生吃蔬果能保留所有的酶。酶对我们的健康非常非常重要。严格地说，酶不是营养物质。但是没有它们，我们就不能利用我们摄入的任何营养物质。

酶由蛋白质分子链组成，它对我们体内发生的每一个生化事件起着催化作用。不仅在我们的消化系统中如此，在任何地方都是。酶有上千种，每一种酶都只做一件事，但这些酶我们都需要。

酶对人体机能的重要性再怎么强调也不为过。想象一下，如果你要修建一条道路，你准备好了施工需要的所有材料和机器，但你忘了雇佣工人，这样是修不成路的。如果没有酶，那么我们的身体就是这样的状况。

消化酶帮助我们把食物分解成可以被身体的各个细胞吸收、运输和利用的成分。没有足够的消化酶，我们就不能充分受益于我们所摄入的营养素。

酶参与我们体内发生的一切事务，它们帮助调节循环系统、淋巴系统、心血管系统、神经系统、内分泌系统、泌尿系统、肝脏系统和生殖系统，也会护养我们的皮肤、骨骼、关节、肌肉和其他组织，还能净化我们的血液，帮助我们对抗炎症。

酶的活动机制很复杂。一种消化酶将一种营养物质转化为一种酸，然后另一种酶将这种酸转化为另一种酸，转化过程可能会反复发生，一步接着一步，直到最后产生出一种人体可以使用的物质。

人体的肝脏和胰腺负责分泌酶，但现代人的肝脏还有很多事要忙——中和我们摄入的所有毒素。如果可以的话，我们需要让过度操劳的器官休息一下，这就是我们需要从外部来源——食物和酶补充剂获得酶的原因，这一点很重要。

共有8种主要的酶能帮助我们获取食物中的营养素，包括专门分解蛋白质（蛋白酶），其他的负责分解牛奶（乳糖酶）、膳食纤维（纤维素酶）、脂肪（脂肪酶）等。它们分布在人体中需要它们的地方。例如，我们的唾液中有分解碳水化合物的酶——淀粉酶，当我们咀嚼时，它就启动了口腔内的消化过程。

大多数全食物都含有帮助分解它们的酶。这是一个小而有序、自给自足的系统。例如，牛奶含有乳糖酶，它能帮助消化牛奶中的乳糖。

牛奶经过巴氏消毒后，酶也被杀死了，尽管高温加热是为了杀死潜在的有害微生物。没有了这种乳糖酶，我们的身体就很难消化乳糖，很多人对牛奶耐受不良，原因就在于此。

说到饮食中的酶，这就是我们面临的主要问题。在蔬菜或水果采摘后不久，其中的酶就开始死亡，将食物加热到 118 华氏度（约 38 摄氏度）以上就会杀死它们。这意味着在我们吃的大多数食物中，即便是有益健康的食物，酶已经死亡了。按照定义，加工食品缺乏可利用的消化酶。

缺乏酶的催化作用会导致我们无法彻底消化我们吃下的食物。我们并没有从食物中提取全部营养。而我们不需要的东西，仍然需要代谢和排泄。这些废物将以酸的形式存在，这提高了我们身体的整体酸度。过多的酸也会降低我们分泌更多酶的能力。结果是，我们的消化变差，酸性废物增加。不健康的连锁反应由此出现——不合适的饮食会使我们变成酸性体质，这将破坏我们体内的酶，使我们的身体变得更酸。在后面你将看到酸的副作用。

酶的催化作用不佳也是形成许多身体疾病的罪魁祸首，从退行性疾病到衰老加速，再到慢性炎症和疼痛。

发表在《癌症化疗与药理学》杂志上的一项研究表明，接受过大肠癌手术和治疗的患者也服用了消化酶。酶疗法"通过减少这一疾病的体征和症状"，改善了患者的生活质量。

很显然，我们需要吃全食物，并大量地生吃，这样食物中的酶仍然是活的、活跃的。为什么吃含有多种未烹饪蔬菜的大份沙拉很重要？原因就是：我们需要那些酶。

在本书末尾，我列出了富含酶的食物，比如菠萝、木瓜、牛油果、蜂蜜原蜜和蜂花粉。肉类食品中实际上也含有很多酶，但烹饪后它们就会失去活性。如果我们只吃鞑靼牛排也许不错，前提是牛肉没有被大肠杆菌污染。但是消化肉食需要大量的酶，这给酶的催化作用带来了严重压力。接下来，肉就会留在我们的胃里，腐烂并堆积毒素和产生有害细菌。

记住，有些蔬菜烹饪后食用更有益健康。番茄加热后会释放番茄红素，这是一种有效的抗癌物质。胡萝卜、菠菜、芦笋和一些菌菇可以产生更多的类胡萝卜素和阿魏酸，这两种物质都是抗氧化剂。但这也是有代价的，这些蔬菜会损失一些水溶性营养物质，比如维生素 C。因此，食物多样性是一件好事，烹饪对健康也有好处。

◐ 每一口都很重要

一切都很简单！

别只想着不应该吃哪些东西，与其如此，不如多关注那些有益健康的食物。（我们将在"营养压力"中谈到，给我们的细胞不需要的东西，会带来什么危险）但如果我们吃对了东西，其他的一切都不需要我们操心了。正如我在本节所说的那样，我们需要大量高质量的食物来让我们获得适当的营养，这是吃东西的益处之一。对于我们这些常常担心自己吃得太多的人来说，这应该是个好消息。

另一个要点就是，我们需要关注我们所吃的一切食物。我们必须重视我们的食物，真正了解每顿饭中都有什么东西。除此之外，没有其他方法能保证我们吃的是我们需要的东西。这也是我们该吃新鲜、干净的全食物的一个原因，我们无须怀疑这些食物里有什么东西。

我们需要记住，我们吃的每一口都代表着一个决定：健康还是不健康？这些食物能给我营养吗？能给我的细胞提供需要的东西吗？能让我更加健康吗？答案未必总是"是的"。实现任何理想都不容易。但是，如果我们做出的正确的决定比糟糕的决定更多，会发生什么呢？如果我们吃得健康，我们不仅能在今天和明天受益，而且能在 20 年、30 年、50 年后继续受益。

如果我们吃得不好，相反的情况就会发生——我们在此时此刻伤害了自己，而且长此以往，将来可能会因此送命。我们无法回到过去，阻止当时的自己狼吞虎咽地大吃快餐食品，也不能在过去每一天的饮食中添上大份蔬菜沙拉和各种蔬菜，虽然我们希望我们可以那么做。

任务清单

- 每天的饮食主要由新鲜的、完整的蔬果、豆类、坚果、种子和健康的脂肪组成。偶尔吃一顿肉，并且肉来自有机生长、人道养殖的牲畜；鱼应是从野外捕获的。

- 应该把全食物作为重要的营养素（钙、镁、钾、钠、硫等矿物质和所有维生素）的主要来源，而不是从药丸中获取营养素。

- 每天至少有一餐或两餐生吃蔬果。这就是沙拉和思慕雪对健康饮食如此重要的原因。

- 当地有机种植的食物绝对是我们能吃到的最佳食物。从营养方面来说，这是我们能获得的最接近完美的食物了。

- 多样性饮食不仅仅是生活的调味品，它还能保证我们获得人体所需的各种微量营养素。每当你发现一种新的水果、蔬菜或豆类时，不妨去尝试一下。

- 多吃芽苗菜。在家中种植芽苗菜更加容易，这是一种非常有益的食物来源。

- 让你的感官指引着你去吃既好看又好闻的真正的食物。

3. 供养另一个我们
小小微生物，拥有大力量

前面已经说过，大约有 70 多万亿人体细胞需要我们滋养和照顾。但这还不是全部。我们还需要滋养数量是 10 倍之多的非人体细胞。它们是存在于我们体内和体表的微生物、单细胞有机体，包括细菌、病毒、真菌、酵母菌。严格地说，它们不是我们，但它们对我们的健康至关重要，是我们生存所必需的。你可以把这些微生物想象成我们的室友。

和我们一样，它们也需要吃东西。

在我们出生时，我们从母亲那里获得了它们；在我们死后，它们将继续在我们体内兴盛发展。它们可能都没觉察到任何区别。在我们去世后，它们会尽情狂欢，享用我们的躯体。直到没有什么好吃的了，它们才会离开。我们经历生命的循环，而它们是生命的重要组成部分。

微生物多次被负面报道。这让一些人认为，我们应该把它们全部消灭。聪明的营销者借此把普瑞来（Purell）打造成了家喻户晓的品牌。但微生物构成了我们免疫系统的 80%，有益的细菌会抑制有害的细菌。我们一咳嗽就服用抗生素，当我们求助于这种特效药时，我们会把有益的和有害的微生物一并消灭。不谨慎的用药让抗生素成了现代生活的必需品，以至于细菌已经学会了适应，这意味着它们已对药物产生了耐药性。如果我们不够谨慎，我们将退回到抗生素出现之前的状况——极易受到每一种有害微生物的袭击。

当然，有的微生物的确会引发疾病，我们称它们为病菌或病原体，但这些只是它们的标签。如果我们体内的环境不适宜特定的微生物生存，它们就无法存活足够长的时间，也不会导致我们生病。正如我们将在"五号生命力量：解毒作用"中讨论的，我们面临的挑战是营造一个不适合致病细菌和病毒生存的体内环境。我们可以通过合理饮食、养成有益于我们整体健康和免疫系统的生活方式，来实现这个目标。

另一方面，有些微生物是有益的。例如，我们的皮肤上有数百种有益细菌，在有害细菌侵入我们的防御系统之前，有益细菌会"吃掉"它们，从而保护我们。所以，少用一些普瑞尔洗手液，不然你也会杀死那些有益的微生物。

目前所知，我们肠道中的微生物是数目最多、最为重要的微生物。这些微生物有一个重要的功能：帮助我们分解吃下的食物。我们绝对需要它们，它们让我们获得了营养。但是微生物此举并不是因为它们爱我们、希望我们健康，这只是它们生存的方式。

据估计，在我们的肠道中生活着500种不同的微生物，每一种都有不同的、特定的功能和营养需求：有的微生物与人类宿主一起进化，"吃掉"某些物质，如人类无法消化的膳食纤维；有的微生物消耗蛋白质；还有一些微生物喜欢碳水化合物和糖。我们的肠道菌群的构成直接受到我们饮食选择的影响。供养哪些微生物、饿死哪些微生物，都由我们说了算。我们为它们创造了一个生态系统。

《自然》杂志曾发表过一项研究，研究人员让一组受试者采用动物性饮食，另一组采用植物性饮食。随后，研究人员研究了受试者肠道菌群的短期表现。仅仅几天之后，在肉食者体内，会引起炎症性肠道疾病的细菌增多了。而在素食者体内，会消除身体炎症的微生物增多了。作者写道："结果表明，肠道微生物可以迅速对饮食改变做出反应。"

我们体内的微生物不会干等着我们去吃它们需要的东西。它们会发出信号，表达对特定食物的真实渴望，比如，我们突然想吃甜点了，我们还以为我们缺乏意志力、屈服了。微生物也会发送信息，告诉我们是否吃饱了。我们以为这是我们自己的身体、自己的新陈代谢系统在跟我们交流。但我们也许是错的。微生物存在的时间几乎和地球本身一样长，这不是没有原因的。它们知道如何达到自己的目的。

如果我们喂自己吃含糖的加工食品，那么靠这些食物兴盛的微生物就会激增，并主宰我们的消化系统，我们就会遭罪。如果我们吃健康的食物，那么吃这些食物的微生物就会繁盛生长，而我们也能健康地活着。这就是我们和微生物的健康共生关系。

太令人震惊了，对吧？这就像一部恐怖电影——我们被一些外星生物非法侵入了，它们让我们去做自己不会做的事情。结果，我们服从了命令，以为是自己想吃冰淇淋，压根不知道自己被耍了。你可能听人说过："嗯，我的肠道告诉我……"他们不是在开玩笑，我们的肠道确实会和我们"说话"。

关于微生物及其在人体中如何运作，科学家们还了解得不多。但已知的是，它们对我们的生活和健康有着极其强大的影响。总的来说，它们形成了类似于人体内部器官的东西。科学家们已经开始将我们体内的微生物群（即我们每个人体内的所有微生物）称为"第二大脑"。和其他器官一样，它也许是健康的，也许是病态的。

我们体内的微生物种群和我们的指纹一样，是独一无二的。它在一定程度上与遗传有关，但主要和我们消耗和鼓励哪些微生物有关。我们吃什么、喝什么才是关键。我们无法对抗体内的微生物。我们得让它们为我们工作，而不是与我们作对。

选择多样性、高膳食纤维的植物性饮食，包括韩式泡菜、德国酸菜等发酵食品，可以创造出能够促进食物消化、营养吸收、排泄、免疫提高和疾病预防的健康肠道环境。如今，很多人服用益生元补充剂和益生菌，前者为"友好的"细菌提供食物，而后者是真正的细菌。但如果我们选择了有益健康、多样性的饮食，就能从食物中获得我们需要的所有益生元和细菌。

大多数肠道微生物都分布在我们的下肠道中。加工食品缺乏膳食纤维和营养素，因为在被我们吃掉前，很多膳食纤维和营养素早就被去除了。因此，为了维持足量的有益细菌，我们需要吃大量完整的蔬菜和水果。高膳食纤维食物会相对完整地抵达我们的下肠，在所有微生物的作用下发酵，保持微生物群的数量和活力。

我们不能消化我们吃下的膳食纤维，但我们体内的许多有益细菌可以，它们能将膳食纤维转化为促进我们健康的化学物质，丙酸盐便是其中一种，丙酸盐可以抑制胆固醇的合成、对抗肥胖。消化膳食纤维的肠道细菌还会产生一种叫作丁酸盐的短链脂肪酸，丁酸盐可以增强免疫系统，减少炎症，保护我们远离癌症。在最近的一项研究中，日本研究人员发现丁酸盐可以减轻实验室小鼠的结肠炎症。这个科学家团队的负责人大野光司博士称："这些发现可以应用于炎症性肠病、过敏和自身免疫疾病的预防和治疗。丁酸盐疗法是天然的、安全的，而且很便宜，可以降低患者和社会的成本。"

在哥本哈根大学进行的一项研究显示，有¼的受试者的肠道中缺乏足够的细菌，现有的细菌也缺乏多样性。这些情况会导致肥胖及肠道中的慢性炎症。

当本应留在肠道内的细菌、毒素和废物进入血液中，就会产生肠漏症。这种疾病在过去几年里引起了广泛关注，而当它第一次被发现时，一些医学专家甚至怀疑它的存在。现在，这样的怀疑变少了。

在"四号生命力量：碱化作用"中，我们将谈到这样一个事实：在我们吃下动物性产品后不久，我们的血液就会发炎，其反应就像有外来入侵者出现一样。研究人员认为，这是因为肉类中的细菌从我们的消化道溢出，进入人体，也可能是微生物群系不健康导致的。

当含有膳食纤维的食物抵达下肠道并在那里发酵时，就会产生短链脂肪酸。短链脂肪酸之所以重要，是因为它们能净化肠壁细胞，防止细菌泄漏到我们的血流中，从而给我们的身体带来浩劫。

科学家们才开始了解微生物影响我们健康的各种方式。微生物甚至会改变我们的心理状态，发出让我们情绪低落的信号。过去几年已有证据表明，肠道微生物群系可以影响神经发育、脑部化学、疼痛感知和大量行为。例如，研究发现，只要微微调整动物肠道中有益细菌和致病细菌之间的平衡，就可能导致动物变得更大胆或更焦虑。

由加州大学洛杉矶分校消化疾病系主导并发表在《胃肠病学》杂志上的一项研究，36 名女性被分为三组：第一组食用含有益生菌的酸奶；第二组饮用的是不含益生菌的类似酸奶的饮料；第三组则什么都不吃。4 周后，摄入益生菌的那组女性的大脑功能明显增强。科学家们总结道："研究表明，我们吃的东西会改变肠道菌群的构成及其产物，饮食中含大量蔬菜和膳食纤维的人，他们的微生物群系的成分或肠道环境，和那些选择了更典型的含高脂肪、高碳水化合物的西方饮食的人是不一样的。现在我们知道，微生物不仅会影响新陈代谢，还会影响大脑功能。"

而且信息的传递是双向的，大脑也能对肠道细菌产生强大的影响。几项研究表明，即便轻微的压力也会改变肠道内的微生物平衡，使宿主更易感染传染病，并触发一连串会反馈到中枢神经系统的分子反应。在实验室小鼠身上进行微生物移植后，受体的脑部化学，甚至它们的行为开始变得与供体相似。

如今，对人类微生物群系的研究是科学中最令人兴奋的领域之一。但这并不是什么新鲜事。早在 20 世纪初，俄罗斯诺贝尔奖得主伊利亚·梅奇尼科夫就提出了这样的理论：某些肠道细菌消化蛋白质时会产生毒素，使人体内环境呈酸性，从而加速人体衰老。他猜想，食用发酵乳制品（他用的是酸奶）会引入能降低我们肠道酸度、促进健康和长寿的微生物。从那时起人们不断发现，益生菌具有抗癌和缓解肠易激、高胆固醇和高血压等疾患的作用。

从提出酸奶"疗法"至今，我们已经走过了很长一段路。近年来，一种较为激进的外科补充疗法——粪便微生物群移植已被成功应用于改善肠道菌群环境。健康人的少量粪便被植入患有肠道疾病者的肠道中，很快，患者体内的微生物成分就得到了改善。

是的，没错，就是粪便移植。受体不仅健康状况得到了改善，甚至还想吃和那些供体一样的食物。

这一治疗手段突显了微生物影响我们健康的神秘力量，它还提醒我们照顾我们体内携带的"非人类"生物是多么重要。但我希望你永远不需要这种手术治疗。

任务清单

- 寄生在我们肠道里的细菌相当于一个内脏器官。合理地给它提供食物，注意不要吃错东西或将它暴露在有害的工业产品中，从而削弱它的力量。

- 糖和加工过的谷物会促进以这些东西为食的细菌繁殖；这些微生物继而会向我们的大脑发送信息，促使我们渴望吃更多不健康的食物。我可以保证，与其依靠意志力来抵制垃圾食品，不如吃得健康一点，这样那种不良渴望就会消失。

- 对抗生素要慎之又慎。因为这些强大的药物会在杀死有害细菌的同时，也杀死有益细菌。药物应该是最后的手段，而不是第一手段。就连含酒精的洗手液和抗菌肥皂也应尽量避免使用。

- 我们体内的微生物甚至会影响我们的心情和情绪状态。可以考虑一下，把改变饮食作为提升人生观、价值观的一种方式。

- 我们每天都应通过食用含有大量有益细菌的食物来积极地改善我们的微生物群。德国酸菜、味噌汤、酸奶和开菲尔只是其中几种能带来积极影响的食物。

4. 二号生命力量：水合作用
生命奇迹的源泉

想象一下，如果我们有一个占身体 ²/₃ 的器官。

这可不得了，对吧？对这个器官的护理将成为一个重要的医学专业，会有不少医生、研究机构、大学、医院专门致力于这一器官的健康。我们将不停地阅读那些告诉我们如何使这一器官保持最佳健康状态的文章。我们都该学会如何让它正常运作。

这个器官其实并不存在。但从本质上说，水就相当于这个器官。

水确实占我们身体的 ²/₃。它是地球上一切生命的通用货币，是所有真正器官的统一场。水是我们所有身体组织的重要组成部分，从血液到骨骼，还有介于两者之间的一切组织。所有其他器官跟水的一长串效用比起来都不免相形见绌。由身体供水问题引发的疾病之多，也同样令人印象深刻。

和任何器官一样，人体的供水系统可以是健康的、充满活力的、正常运作的，也可以是匮乏的、不足以完成正常工作的。如果我们关注自己体内所含的水，并悉心照料使其保持健康，我们拥有充满活力、欣欣向荣的生命的机会，会立即增加。不知不觉中，我们将感受到令人难以置信的好处。听我说："一切都取决于我们喝的水。"认识到这一点是改善我们生活最简单的方法。

也许有一天，会有专门的医生出现，负责护理、治疗我们体内的"海洋"。在此之前，我们得学会自己打理。

◑ 水能做什么？

人是水做的——也许我们记不住这一点，但一个 150 磅（约 68 千克）的人实际上是 12 个装满水的 1 加仑（约 3.8 升）牛奶壶，旁边是一个装满化学品的 50 磅（约 23 千克）重的袋子。这就是一个人。当我们还是胎儿时，我们身体的 75% 是水。当我们年老时，这个占比会降到 60%。所以我们可以从趋势得出结论：当然是湿润一点更好。

我们体内的水以多种形态存在。其中大约 ¾ 的水分储存在我们 70 多万亿个细胞的细胞壁中。在我们体内流动着多种不同的液体——约 1⅓ 加仑（约 5 升）的血液、细胞周围的组织液、胃液、黏液、胆汁、唾液、淋巴液、眼球中的液体、大脑和脊髓周围的液体、男性的精液。从本质上讲，这些都是水。人体内的水是这些液体的总和。

过去人们对水的看法是，水只是填充物，就像包装材料一样容纳了所有的固体物质并防止它们相互碰撞。现在我们知道，就像身体中的那些固体一样，水也有许多功用。水不是营养素，但它在每个系统中都发挥着重要作用。

尽管人体内的干性物质只占少数，我们仍然坚持认为自己是固态的生物。就像我们对所居住的这颗星球的看法一样。地球上的水和我们身体里的水占比一样多，但我们认为它坚如磐石。事实并非如此。我们是液体，但是那样想象我们自己太怪异了。我们照镜子时，是看不到液体的。我们触摸自己，感觉摸到的是固体。水是一个魔术师。

　　水分子是一个简单、轻量级的分子，只有两个氢原子和一个氧原子，但它可以有很多形态，展现出各种奇特的属性，是地球上任何其他东西无法比拟的。既然水是一种液体，它又如何形成表面、拥有形状呢？一滴水的完整形态又是如何保持的？它是如何克服重力，穿过树木、植物，从地上来到空中的？固体怎么能浮在水面上，蜥蜴又怎么能在水面上行走呢？即使现代科学也无法完全解释这一切。

　　如果说人类是一个奇迹，那么水就是这个奇迹的重要组成部分。这是一个隐藏在明面下的奇迹。这个奇迹就在你的眼前，它就是你——是你的脸、你的皮肤、你的头发、你的器官、你的肌肉（70%是水）、你的脂肪、你的骨骼（22%是水）、你的骨髓、你的脚指甲、你的大脑和神经系统。这是一个遍布我们周身的奇迹。它就是我们。

　　水存在于我们体内的每一个系统中，并参与我们身体的每一个事件。没有水，一切都不会发生。

　　它负责运输：我们体内一切物质的移动，都以水为载体。在我们体内有一个巨大的水路网络，有许多支流、水渠和溪流。水是每一种营养素、激素、化学信使、酶、电解质和脑脉冲流动的载体。

　　它将食物从我们的嘴唇运送到消化道，并在其下行时将其分解。然后通过水解作用，水的电能解开了我们食物中所含营养物质的化学键，使它们能被我们的身体利用。血液（血浆中92%是水）将这些营养物质从我们的肠道中运送到细胞中。

　　但这些细胞并没有敞开口子来吸收营养。多亏了另一个过程——渗透作用，我们细胞中的水和它们周围的水合作，使营养物质能通过细胞膜进入细胞内，这里承载着生命的全部奥秘。这些细胞是由盐水组成的微型海洋，承载着维持我们生命的所有化学物质。

　　在我们的细胞内，无机盐、电解质和水结合在一起，产生电能，启动细胞的发电站——线粒体。生命的火花都源于此，没有水就不行。

水是人体的温度控制中心，它像被动式太阳能系统一样储存热量。在必要时，水通过排汗让我们的身体凉快下来，或通过电能让我们的身体变暖。

水负责清除我们细胞中产生的废物。细胞壁内发生的一切——能量产生、新陈代谢，会留下各种各样的残渣。水携带着这些生命的残渣穿过细胞膜，进入我们的血液，然后进入我们的肝脏和肾脏，在那里进行过滤，然后把废物带出我们的身体。

以润滑液形式出现的水，是一种黏稠的"垫子"，可以防止我们的关节磨损、椎间盘摩擦。痛风是一种急性关节炎。2009 年波士顿大学医学院进行的一项研究表明，与只喝一杯水的痛风患者相比，每天喝 5 ～ 8 杯水的患者复发概率低 40%。

水使我们的免疫系统正常运作。骨髓中产生的白细胞必须抵达组织，才能对抗疾病。淋巴液和血浆的含水量差不多，它将有毒和致癌物质带至淋巴结，在那儿将其消灭。根据英国班戈大学极端情况研究组的一项研究，即便轻度的脱水也会降低唾液中对抗细菌的蛋白质水平。

我们的大脑和神经系统几乎都是水，含水量分别为 85% 和 98%。那里发生的所有生物电活动、所有让我们以一切能想象到的方式活着的想法和信息、中枢神经系统令人难以置信的复杂活动，几乎都发生在水中。看看你的笔记本电脑。想象一下，一台比它复杂得多的计算机几乎完全由水构成。怎么可能?!

想想为我们身体提供能量的电能。是它让我们的心脏能够跳动，让我们的大脑能够交流。但是人体内没有电线相连，而是水在神经管中携带电流。从本质上说，细胞是一个个小电池。当你的汽车电池没电时会怎么样? 用不了。人体也是一样的。

水既对我们最深层的、最神秘的身体内部很重要，又对我们的体表（皮肤、头发、眼睛、指甲）很重要。当我们体内水分充足时，我们是最美的（可以去问任何一个超级模特），甚至连我们身上的味道都会变得更好闻。把变美作为喝水的理由，这听上去似乎有点肤浅。但是，你的外表达到最美的状态，说明你的身体内部也很美好。根据 2007 年哥伦比亚的密苏里大学护理学院进行的一项研究，即使是无法检测到的缺水也会降低组织的氧气含量、影响伤口愈合、增加伤口感染的风险。

虽然我们需要水，但我们在不断地排出水分：通过每次呼出的水蒸气——可以排出人体中的废气；通过每一滴汗水——能使我们降温、使一切正常运转；通过眼泪和唾液的持续流动——使我们的眼睛、嘴巴和喉咙能正常运作。我们通过皮肤，一天损失了近 1.5 夸脱（约 1.4 升）的水分。当然，我们还会通过正常的排泄来排出水分。成年人通常每天产生约 1.4 升的尿液，其中大部分在白天排出。排出的水量取决于我们出多少汗、排出多少粪便和呼出多少气体。

而且，我们不会像储存脂肪一样在体内储存水分。水不断地流经我们的身体，进进出出，就像潮汐一样。我们一天会失去 3 夸脱（约 2.8 升）水。水如此重要，我们的身体该把补水作为一项持续进行的优先任务，这才说得过去，不是吗？

可是，事实并非如此。人体的"口渴机制"并不是我们想象中那般运作的。因此，我们大多数人都没有喝到足够的水。

这是一种委婉的说法。根据美国联邦疾病控制中心进行的一项调查，7%的成年人表示，他们一整天都不喝水，摄入水量为零；36% 的受访者表示，他们每天只喝 1 ～ 3 杯水；35% 的人每天喝 4 ～ 7 杯的水；只有 22% 的人每天喝推荐的 8 杯以上的水。这意味着，约 80% 的人都没有获得充足的水分。而真正需要水的 55 岁以上的人，获得的水分比年轻人还少。进行这项研究的美国疾病控制与预防中心的流行病学专家非常震惊，她以为自己搞错了，于是又重新检查了一遍数据。然而，她并没有搞错。

在一些人看来，喝水少并不意味着世界末日。即使一些科学家和医生也认为这没什么好担心的。但是，如果水对我们的许多生理过程都如此重要，那么缺水怎么可能不是一件糟糕的事呢?

◑ 细胞脱水的含义

实际上,缺水可能有两个原因。

第一,正如我们所看到的,是我们没有摄入足够的水分。我们喝下的水没有我们消耗的水多。另外,不健康的饮食加剧了这个问题。食用生鲜蔬果对人体的水合作用有强大的影响,而食用加工食品会耗尽我们的水分供应。苏格兰阿伯丁大学的研究人员进行的一项研究表明,植物性食物含有矿物质和其他营养物质,因此,和淡水或运动饮料相比,它们能更有效地给人体补水。

缺水的另一个原因有点棘手:我们喝的水没有发挥正常作用。水在我们的身体里,但无法进入需要它的细胞壁。我们可能摄入了大量的水,因此完全不觉得口渴,但我们的细胞内仍然很干,而细胞中的水是最重要的。当细胞缺水,一些相关的症状会随之出现。不幸的是,我们没有把这些症状与水分不足联系起来。这是个真正的问题。

当说到身体水分不足时,人们用的是"脱水"这个词。但在这里我说的脱水真正指的是细胞脱水,这与其惯常用法不同。一般情况下,当我们听到"脱水"这个词时,我们就会联想到卡通人物在烈日下爬过死亡谷,头顶上有秃鹫在盘旋。在我们看来,脱水是一种危及生命的疾病,需要立即进行紧急治疗。

但细胞脱水是另一回事。不幸的是,对我们很多人来说,这是一种长期存在的日常状态。我们甚至不知道它的真正含义,也不懂得如何识别它出现的迹象,更不用谈潜在的健康问题。

我们已经说过,人体所有的细胞都含有一定比例的水,具体取决于它们构成了什么样的组织。细胞脱水仅仅是指:人体组织的含水量低于它们正常运作所需的含水量。

大脑监控着人体中的各种水分水平。由于大脑需要的水分比其他任何器官都多，因此，它持续关注水分，也是为了自身利益。

当大脑注意到人体的含水量变低时，它会开始囤积水分。所以全身的各个细胞实际上会失去一部分属于它们的水分。大脑是一个臭名昭彰的焦虑者。它也是一个非常自私的主人，无论何事，都先照顾自己的需求。

因此，会发生大脑水分需求得到了满足，而身体其他组织缺水的情况。但是，当大脑的含水量也变得很低时，才会传递出身体需要水的信号——我们的嘴巴开始发干。

我们认为口干是干渴的第一个征兆，但它其实是最后一个征兆。口干舌燥并不意味着我们得马上喝点什么了，而是意味着我们早该多喝点水了。这意味着我们的细胞已经缺水好一会儿了。当细胞含水量过低时，细胞内固体与液体物质的比例开始偏离正常比例，我们的所有细胞都无法正常运转。70万亿细胞现在太干了。而承受脱水，且受到严重影响的是这些细胞，而不是你的口腔。在成千上万个这样的时刻，人体在拆东墙补西墙，这都是为了让我们最重要的器官——大脑能保持充足的水分，为此我们牺牲了其他内脏器官、皮肤、消化系统、免疫系统健康和能量水平等。

这就是饮用水水质极其重要的原因。因为未经过滤的水可能含有对我们细胞造成压力的微粒。喝大量水是不够的，你得喝对水，这就是原因。

根据水源的不同，水中可能含有有机物质、重金属、多氯联苯、氟化物、氯化物和数量不定的其他物质。这一点很重要，因为我们体内的水不是静止的，它不断地进出我们的细胞，来回输送营养物质、信息、残渣和其他东西。要让水进行这样的活动，悬浮在水中的任何固体或电解质分子必须足够小。否则，它们就无法穿过细胞膜。水中微粒的多寡以水的总溶解固体（TDS）值表示。TDS 值过高意味着有可能产生细胞必须处理的残渣。通常情况下，你需要的是 TDS 值介于 0 ～ 15 ppm 的水。蒸馏水的 TDS 值是 0 ～ 5 ppm。

这就是营养物质的形态和其营养价值一样重要的原因。举例来说，如果矿物质的分子太大，它们就无法进入我们的细胞。它们非但无法滋养我们，反而会阻碍工作，给细胞带来更多的压力。这也是食用未经加工的全食物的一个理由，因为这些食物具有生物可利用性，值得信赖。我们的身体可以搞定它们。

运动饮料和维生素饮料中所含的电解质和其他所谓的健康成分也是如此。电解质是在溶液中导电的矿物质，主要有钠、钾、钙和镁。为了生存，我们需要它们。但是其分子必须足够小，才能让细胞受益。只要直径超过 0.1 纳米，就相当于把一个篮球塞进了浇花的软管中。

运动饮料制造商喜欢用看似科学的广告语大肆鼓吹他们的产品，但我们必须学会辨别。牛津大学的一组科学家审核了 104 个广告中的 431 句广告语，得出的结论是："对于运动饮料和蛋白质奶昔的效用，我们缺乏高质量的研究，这令人担忧。甚至我们有可能过量摄入了运动饮料，制造商可不会告诉你这些。"2003 年，得克萨斯医学协会科学事务理事会发布的一份报告指出，滥用运动饮料可能会导致不良影响。这份报告举了一个例子：为了补充排汗时丢失的盐分，一位足球运动员每天通过喝饮料摄入高达 5 克的钾。结果，他患上了钾引起的心律失常。

这就是为什么除了清洁或过滤过的泉水外，应该避免饮用任何饮品的原因。其他饮品也许可以解渴，但我们不知道它们能否在细胞层面给我们补水，这种补水方式才是有用的。如果只喝低质量的饮品，我们不会感到口渴，就算有好水也不想喝了。

连压力也会导致细胞脱水——情绪、营养等方面的各种形式的压力，会刺激皮质醇这种应激激素的分泌，导致正常的新陈代谢中断，并在"扩散"作用下从我们的细胞中提取水分。一些利尿的加工食品，包括咖啡、茶等含咖啡因的饮料和一些苏打水，以及过量的蛋白质，都会产生同样的效果。这就形成了另一个恶性循环——压力导致脱水，而脱水带来更多的压力。康涅狄格大学人类行为实验室进行的两项研究甚至发现，轻微的脱水也会导致人的情绪变糟，使任务变得更难完成。

◑ 如何判断你是否需要水?

当我们的细胞缺水时,到底会发生什么我们不知道的事情?

当细胞刚开始缺水时,我们可能会感到疲乏。但谁会把疲乏和脱水联系到一块儿呢?可是,它们的确是相关的。当细胞缺乏足够的水分时,人体的反应是让内分泌系统减速,从而让一切都慢下来。英国营养基金会《营养公报》2010 年刊登的研究结果表明:"当脱水使体重减少 2%,甚至更多时,将出现体能下降、头痛、疲乏等症状。"

因此,还没到睡觉时间就感到疲倦,这样的现象很常见。我们常见的应对措施是什么?也许是喝上一杯咖啡或一杯含咖啡因的苏打水。也许是吃一些富含糖和简单碳水化合物的食物,比如格兰诺拉燕麦片或甜甜圈。但这些对水合作用没有任何帮助。非说有什么作用的话,只是会让情况变得更糟。因为人体会试着应对咖啡因和糖的袭击,而处理这两种物质会用光水分。我们开始对糖的味道(即使是无糖的苏打),或咖啡因的化学力量,或酒精的镇静作用上瘾,这将导致在我们下一次口渴时,更不想喝水了。

我们每个人都在创造自己的体内水环境,我们的身体也会逐渐适应这种环境。如果我们每天只喝 2 盎司(约 57 克)的水,我们的身体就会找到在这种环境下生存的办法。死不了,但也不会健康。我们的适应能力很强,人体几乎可以适应我们给它造成的一切匮乏。这是我们作为一个物种生存的秘密武器,但你也可以说,这是一个缺点。所以即便体内水分不足,不能让我们受益,我们也能生存下来。

虽然我们毫不知情,但细胞脱水正在造成多种不利的体内环境。我们身体里的每一种液体,都变成了烂泥状的沉积物。我们没有排出应排的废物。我们的免疫系统反应变慢。我们无法形成黏膜,这意味着我们的消化道将遭罪,各种酶的功能都会减弱,我们的身体变得更酸,随之产生一系列新问题。

从短期来看,这些状况都足够糟糕了。那么想象一下,如果我们长期处于水合不足的状态，会发生什么。我说的不是一两天、一周或一个月，我说的是十几年、几十年没有足够的水来让我们的身体实现最佳运作。这样的情况已经很普遍了。正如我们所注意到的，人的年龄越大，喝的水就越少。

以下就是慢性细胞脱水的后果。

癌症和高血压是现代社会的两大杀手。

水合作用不足会损伤肾脏调节血压的能力。那些摄入的水分比建议量少的人，在科学上被称为"饮水不足者"，这些人体内分泌的精氨酸加压素（AVP）会高于正常水平，AVP 是一种令肾脏保存体内水分的激素。饮水不足者的身体出现这一迹象及其他生理性适应迹象，是为了保存全身水分并维持血浆中的正常水分含量。此外，当我们水合作用不足时，由于血浆中缺水，血容量会降低。为了补偿，血管会收缩，心率会增加。AVP 升高也会导致出现高血糖的风险增加。

此外，饮水不足者尿量较少，这可能会对肾脏健康带来长期影响，包括罹患慢性肾脏疾病的风险增加。肾脏的各种功能要求我们摄入达到推荐量的水分。

如果没有足够的水，我们的身体就无法清除细胞碎片，这可能会损害我们的 DNA；脱水还对端粒体有负面影响，会导致我们病态衰老，甚至会增加罹患癌症的风险；体内含水量的波动也会破坏控制细胞形态的人体机制，而这正是转移性癌症发展的一个标志；缺水会导致组胺分泌增加，从而抑制干扰素的释放，干扰素分布在水分充足的人体中，是一种重要的抗癌化学物质；组胺会抑制骨髓中的免疫活动，而骨髓是我们产生白细胞的地方，白细胞能消化并摧毁癌细胞。

缺水也是许多其他病症的诱因。慢性疼痛、消化不良、偏头痛、抑郁都可以（至少部分地）归咎于缺乏细胞水合作用，所有退行性疾病也是如此。我们真的快渴死了，但当我们向医生求助时，他们甚至根本不考虑这种可能性，因为他们没学过水对健康的重要性。相反，他们会直接使用处方止痛药或其他药物，这些药物不仅不能解决问题，而且会使情况恶化，增加身体的负担，而我们的身体已经过度负荷了。

根据《美国饮食协会杂志》1999 年的一篇文章："由于缺水而导致体重减少 1%，就会导致生理反应和响应能力受到削弱。"对于一个 150 磅（约 68 千克）重的人来说，这仅仅是 1.5 磅（约 680 克）水。"新的研究表明，液体摄入量，尤其是水的摄入不足，会有导致肾结石、乳腺癌、结肠癌和尿道癌、儿童和青少年肥胖、二尖瓣脱垂的风险，还会影响唾腺功能及老年人的整体健康状况。"

脱水导致酶和激素发生变化，破坏或摧毁我们的细胞受体，这些结构体使细胞能从人体的其他部位接收营养和信息。如果细胞无法通讯，就会与周围环境隔绝，它们生病的可能性就会增加。

当我们的组胺水平由于水合作用不足而上升时，我们就会对原本被忽略的空气中的过敏原做出反应。突然间，我们出现了所有典型的过敏症状。除了对工业毒素和刺激物过敏外，我们甚至对空气和食物中的天然物质也过敏了。事实上，我们一点也不过敏。我们的身体只是在对细胞缺水做出反应。

纽约州立大学石溪分校健康与慢性疾病系 2002 年的一项研究发现，哮喘、过敏性鼻炎及其他慢性过敏症患者能通过适当补水和均衡营养，让症状得到改善。费尔顿·巴特曼博士在他 2003 年出版的著作《水这样喝可以治病》中写道：慢性脱水会促使身体产生组胺，以防止呼吸道水分流失，组胺会关闭肺毛细血管，增加过敏反应出现的概率。

头痛也与细胞脱水有关。根据医学杂志《头痛》2005 年的一篇文章调查发现，超过⅓的偏头痛患者报告，脱水会引发他们的疾病发作，这是一种医学界没有认识到的诱因。

研究表明，许多心理问题都与缺水有关。但我们被告知，情绪障碍是由非生理因素引起的，最好由心理健康专家治疗（没完没了地治）。其实这些问题通常是缺水引起的。当我们的大脑缺水时，它们就会停止正常运作，这并不奇怪，因为人脑中 85% 都是水。

塔夫茨大学的研究人员发现，与积极运动并喝水的学生运动员相比，那些进行剧烈运动而没喝足够水的学生运动员更有可能感到沮丧、紧张、困惑、愤怒和疲倦。对所有人来说都是这样，并不仅限于年轻运动员。

在康涅狄格大学人类行为实验室进行的一项研究中，研究人员让一组女性轻度脱水。结果表明，缺水会导致疲劳、头痛和情绪低落。被研究者还报告说，完成任务似乎更困难了，因为她们难以集中注意力。一旦她们得到适当的水分，所有的抱怨都消失了。

我一直这样告诉人们：如果你白天感到疲劳、暴躁或情绪低落，不要喝咖啡、茶或苏打水——喝一大杯水，看看感觉如何。大多数人喝了水后会充满活力，突然之间，他们的心情就变好了。

多动症也会受到水合作用的影响。当我们的细胞干渴时，神经受体的机能就会失常。最近的一项研究表明，⅔ 的儿童每天上学时都会轻微脱水。他们要么早上醒来后什么都不喝，要么只喝果汁或其他含有钠或氨基酸（如牛奶）的液体，这让细胞中的水分变得更少。参与实验的孩子们喝下一杯水后再次接受测试，结果他们的学习效果明显提高了。想象一下，细胞脱水对年轻人的大脑和智力会有什么样的长期影响。

缺水的孩子记忆数字的能力也下降了。难道你不认为多动症这种流行病与孩子们无法集中精力学习的根本原因都是水分不足吗？

身体浮肿？医生会尝试用药物治疗水潴留。但浮肿是脱水的标志——你的身体想要保留剩下的水分，所以细胞会分泌钠，而这只会让你更严重地脱水。

关节炎、关节疼痛、皮肤问题，这些都是你的身体在限量供水的迹象，你的身体在为了保证绝对必要的需求而节水，所以你的皮肤和关节会受罪。聚集在人体表面的细菌和病毒很容易穿透干燥、龟裂的皮肤。我们的皮肤不仅仅是一层装点门面的覆盖物，它更是我们免疫系统的第一道防线。如果水分不足，它就无法胜任防御工作。

我们得了便秘，我们不知道原因何在。我们患上了结肠炎、胃炎、关节炎、严重的经前综合征、憩室炎和其他消化疾病，这些都可能是因为细胞缺水而导致我们的身体无法正常运转。显然，缺水正在我们体内造成严重破坏。脱水是我们身体的头号应激源。没有任何其他单一因素能导致如此多的疾病，造成如此大的危害。

我们总是抱怨医疗保健和健康保险成本太高，而现在我们拥有一个几乎免费的有保障的预防疾病的方法。只要每天多喝几杯水，我们就可以避免很多疾病，甚至是严重的、致命的疾病。还有比这更简单、更便宜的吗？但我们居然对此一无所知！

有些医生仍然在基于老掉牙的研究发现来治疗我们的疾病。我们生活在21世纪，医生们却在通过19世纪的镜头观察我们。我们的关节、心脏、皮肤、腺体都会出问题。所以不同的次级专业由此出现，头痛医头，脚痛医脚。

可是，问题未必出在我们的某一个部位，也许和我们的水分补给有关。所有疾病都是整个系统出现问题的后果。现在我们已经知道了这一点，但医疗保健还没有跟上。这种过时的疗法让我们的身心遭受了不必要的痛苦。看看现代生活中所有的标志性疾病：高血压、高胆固醇、关节炎、糖尿病、过敏、骨质疏松。无论得了哪种病，"解决方案"都是在余生中的每一天服用一粒药丸。

当医生和科学家研讨人体的任一部位或器官（如肝脏、关节、大脑）的健康问题时，他们关注的是那些固体物质、组织、结构体，却没有注意到水，尽管水是他们讨论的所有东西的重要组成部分。水被忽视是因为它太神秘了，无法被彻底掌控。也许它让科学家们感到不安，但它始终在那儿。

如果我们能首先考虑器官中的含水量，甚至只是问问器官中是否有足够的水，而不是总把我们的器官当作出毛病的东西来对待，那会怎么样？为什么不把我们身体中最大的组成部分当成疾病的潜在来源，而总是责怪某一器官呢？或者如果能想到，对我们的器官产生最大影响的是周围的水，那会怎么样呢？也许你生病是因为你的体内成了一片沙漠。有时候最简单的东西也能治愈最棘手的病症，比如喝水。

即使是那些专心研究水的人，最后也承认他们对水不甚了解。

◗ 水和我

你可能已经注意到了，我对水充满了热情。我在明尼苏达州长大，但最后却到洛杉矶马里布定居，这是有原因的，不仅仅是因为这儿的气候。

在我年轻的时候，水就是水，就是你口渴时喝的东西而已。即使在大学里那会儿，我也没有多考虑这个问题。当我知道大脑、神经系统和肌肉的大部分都是水后，我开始随身带上一大塑料瓶水。根据商品标签，这是泉水，对我来说已经足够了。我当然不会再去考虑其他的，包括那些塑料瓶中的多氯联苯和其他化学物质可能会渗入我喝的水中。

后来我在某个地方读到，喝蒸馏水更健康，于是我改变了主意。我曾经训练过健美运动员，我常用蒸馏水帮助他们排出体内多余的盐分，获得适合竞赛的体重。（这很疯狂，我知道）

每天 1 加仑（约 3.8 升）蒸馏水，如此喝上一周，确实让我瘦了不少。但我开始感到难受。因为蒸馏水的 pH 是中性的，它不含电解质，而且它从我的细胞中提取了身体所需的盐分，就像从那些健美运动员体内析出盐分一样。这绝对不是一个好主意。随着时间流逝，你会付出代价的。那时我还在吃肉，我需要尽可能多的碱性物质。我又喝上了泉水，立刻感觉好多了，我再也没喝过蒸馏水。

我一直这样喝水，直到我开始和那些认真研究水质并得出惊人结论的专家交谈。比如饮用水流过的管道，会如何影响水的分子形态和频率，或者容器里的化学物质是如何渗入水中并改变水质的。现在这些观点已被普遍接受了，但过去并非如此。

日本人很重视水，他们已经研究了几个世纪。日本的江本胜做了一个有趣的实验。他在盛水的容器上标上不同的单词，把它们冷冻起来，然后用一种特殊的相机拍摄形成的冰晶。他声称，水形成的晶体结构真的根据单词的含义发生了变化。他的发现引发了很多关注。当然，并不是所有的关注都对他有利。许多人怀疑这一发现的重要性，但没有人能解释清楚，这到底是怎么一回事。

事实上，任何与水接触的东西都能改变水，并且可以操纵它。有很多术语是形容水的，比如结构水、功能水。从本质上说，它们都指向同一件事：水对外界有益或有害的影响非常敏感。

研究人员用光处理水，观察水分子结构的变化情况；或使其带电，改变它的pH，让水对健康更有助益，更好地对抗癌症和退行性疾病。这些研究人员的观点仍有争议，但这给水及其变形能力的持久神秘性提供了更多证明。只要在喝之前用银勺或铜勺搅动一下，我们就能改善水质。容器的颜色也会改变水。因为不同颜色波长和频率不同，而水会受到容器频率的影响，这说得通。

如果你还没猜到的话，我倾向于开放地看待与水有关的各种可能性。我相信水能吸收积极的、消极的、肯定生命的、毁灭灵魂的信息，无论我们传递了什么，无论我们接触了什么。我们体内所有的水都在倾听，受到我们自己的思想、感受和经历的影响而变好或变差。发生在我们身上的事，也会作用于我们体内的水。我们体内水的命运，也是我们自己的命运。

这类似于海洋健康和地球健康之间的关系。海洋的变化改变了陆地上的一切——温度、天气、空气质量、食物。我们知道，地球的健康依赖于海洋的健康，而海洋依赖于人类——不要造成太多的污染、玷污它们，以免它们"生病"。有"生病"的海洋，就会有"生病"的地球。同样，如果我们的水出了问题，我们也会出现问题。

我不需要美国医学会（AMA）告诉我，水对我的健康有多重要。在我准备"试驾"身体这台车之前，我不需要大量的科学期刊来确认和重申这项事实。

我对水充满敬畏之情。我真的认为它是地球上最神秘、最强大的力量之一。这听起来是不是很疯狂？人类在这颗星球上生存的数百万年间，发生了一件又一件起初看来很疯狂的事。然而，其中一些已被证明是绝对的真理。也许有一天，我们会对水有足够的了解。它如何能像空白的画布或电脑的硬盘一样，存留它接触到的一切东西的记忆？也许到时我们就能解释了。

天体物理学家研究其他行星是否拥有生命时，他们总是先问："那里有水吗？"水等于生命。在宇宙中的其他地方的确有水，它们以冰冻的形式存在。然而，生命似乎依赖于液态的水。一个简单的分子怎么能对我们的身体、所有的生物，甚至我们的世界产生如此重大的影响呢？

我们不需要 100% 地了解水，我们只需要承认它的力量就行了。那我们该怎么做呢？

大量地饮水。喝多少呢？人们用各种各样的公式计算这个数目。每 2 磅体重对应 1 盎司水（约为每千克体重对应 32 克水）是一个不错的原则。如果不想做算术，一天喝 3 ~ 4 升肯定就够了。还有另一条不会出错的经验法则：每天的第一次小便，你的尿液应该是透明的或淡黄色的。如果颜色更深，你可能没有得到足够的水分。

重要的是，我们喝下的水应比口渴反应要求我们喝的更多。我们需要保证，永远不感到口渴。我们喝下的水越多，身体使用的水分就越多，我们就越想喝水，这是一件非常好的事情。如果你用玻璃杯喝水，那么让杯子中永远有满满的一杯水。如果你用瓶子喝水，应该一直把瓶子放在你的身边。

而且，你喝下的是真正的水。显然，任何饮品的主要成分都是水，但当我们饮用其他饮品时，我们并没有得到补水的益处。即使是市场上销售的含有维生素等物质的瓶装水，也不如只含天然矿物质的清水。

在我们睡眠时，我们用光了体内的水分。人体"蓄水池"的水位很低，所以早晨的第一件事就是灌满它。事实上，一天中的"第一餐"应该喝水——喝1升水是开启早晨的健康方式。如果我们把一撮未经提炼的结晶盐、少许卡宴辣椒和几滴新鲜的柠檬汁放入水中，我们就很好地开启了一天，让人体补充水分、让身体分泌各种物质进行排毒，为消化做好充足准备。

别忘了那个关于学童饮水的研究，那表明水能让我们更聪明。我们都应该比现在更聪明。

我们完全掌控了水，所以我们几乎都不会留意它。无论我们走到哪儿，都有水龙头。拧开水龙头，干净的水就会流出来，冷热由我们选择。水是那么多，似乎无穷无尽。但在世界上的一些地区，却不是这样的。当我告诉那儿的人，我们用干净的水冲厕所时，他们敬畏地摇起了头，他们无法想象这样的事情。地球上仍然有很多人因为缺乏干净的水而死亡。地球上有4亿儿童无法免费获得干净的水。

我们认为水是"取之不尽，用之不竭"的，然后我们把水弄得不安全了，不能喝了。我们让自来水中的化学污染物、有毒化学物质、有机物质和可溶性固形物的含量，多到了危险的地步。我们消灭了大部分致病微生物，但我们是用氯化物和氟化物这样的化学物质来消灭它们的，而这些化学物质是不应被摄入的。有一些技术也能安全地消灭致病菌，但它们还没有被广泛应用。我们甚至可以在自己家里安装安全饮水设备，从而对我们每天摄入的化学物质稍做控制。

我们想方设法把一些有害的化学物质从饮用水中排出，但我们严重依赖药物的习惯却也在污染水质。我们丢弃了数以十亿计的处方药和胶囊，它们最终进入了我们的水龙头。不少城市都会对此进行定期检测，结果所有你能想到的药物都能在水中找到，甚至包括一些非法的药物。事态变得如此糟糕，因此政府采取行动，呼吁人们别再把没用过的药物冲进厕所了。但人们还在这样做。即使是我们吞下的药物，在我们的身体排出后，残留物也会进入供水系统。

工业中使用的化学物质也会进入我们的饮用水中。我们了解每种新化学物质对人的长期影响吗？当然不知道。我们盲目地接受他们，并交叉手指祈求多福。

2009 年，美国环境工作小组对全美各地的饮用水进行了分析，发现自来水中含有数百种污染物。最常见的化学物质是砷、硝酸盐、化肥和可致癌的三卤甲烷。中国台北医学大学公共卫生学院 2000 年进行的一项研究发现，长期摄入自来水中的氯和三卤甲烷会增加罹患癌症的风险。

我们的饮用水中含有政府认为可以接受的可溶性固形物、化学物质、杀虫剂、药物、放射物、腐败物质、人类和动物粪便及其他有机物质。水能把它接触到的所有东西都带上一点，因此，科学界把水称为"万能溶剂"。水对经历过的一切都能存留记忆，甚至包括能量。

也就是说，纯净的水是不存在的。所谓的水都是"茶"。

所以我的建议是：不要喝自来水。我不在乎水源在哪儿，也不在乎水质多好。喝只接触过无害物质的水，这点很重要。当水从未受污染的泉眼中流出后，它在地表上流动，就暴露在了氧气中；当它流经岩石和泥土时，它带走了矿物质和盐；阳光给它注入了健康的能量。水的流动、矿物质和阳光都能打造出天然的好水，使它与我们的细胞和身体融合得更和谐。

但我住的地方离未被污染的山泉并不近，也许你离它们很近。否则，我们就得想办法从我们生活的环境中获得需要的水。

你也许认为可以试试瓶装矿泉水。但我们仍然无法知道这些水中到底含有什么东西，我们不知道这些水在离开泉眼后经历了什么。但我们知道，在塑料瓶中保存几周或几个月，并不会让水变得更有益健康。我认为，我们也应该避免去喝商业生产的瓶装矿泉水，这就是原因。

那我们还能怎么办呢？喝蒸馏水。在我看来，这倒是能获得真正干净的水。蒸馏水的总溶解固体值低，只有 0 ～ 5 ppm；pH 为 7.0，是中性的。我承认这不是最方便的解决办法。但对于水这样重要的东西来说，健康可能比方便更重要。

我们可以购买大罐的蒸馏水，可以让人送货上门，然后立即将它倒进玻璃容器或饮水机中。或者也可以试着用小型蒸馏水机，这是一种将水加热、然后收集水蒸气并消除其他一切物质的机器，在网上很容易找到。

我自己的解决方案可能比你准备尝试的更复杂一些。我有一台机器，可以从空气中提取蒸汽，将其冷凝成液体，然后加以过滤。这一设备价值数千美元。对我来说，这很值得。我一生都致力于寻找地球上最好、最干净、最优质的食物，所以在水的问题上我不能便宜行事。

蒸馏水已经去除了杂质和其他物质，甚至包括矿物质等有益健康的物质，所以我们把它们再放回去。在1加仑（约3.8升）水中添加半茶匙未经加工的结晶盐就行了。或者在容量为12盎司（约340克）的玻璃杯里放一撮盐。如果可以的话，使用未经提炼的喜马拉雅结晶盐。这种盐形成于2亿5000万年前的地下，是最干净的盐。由于未经加工，它仍然含有很多有益健康的矿物质和微量元素。这些分子大小适宜，可以进入我们的细胞中。

这种盐会使水呈弱碱性，而这正是我们想要的。不要喝不加盐的蒸馏水或冷凝水，否则你的身体会消耗矿物质来平衡水分，这会导致营养不足。

最后，当你喝水的时候，要心存善意，对它满怀感激。因为，当你喝水的时候，你就在补充自己的血肉。最重要的是——爱你的水。

把水放在阳光可以穿透的钴蓝色玻璃瓶中。水是能量的导体，它储存了一部分太阳的辐射能，并将能量传递给我们。我在杯子上刻了"感恩"这个词，因为我感激我的水，我相信，表达感恩很重要。水会吸收情感，正如它会吸收所有与之接触的东西。我知道这听起来很疯狂，但我不介意。写在瓶子上的字会让人更健康，这有科学依据吗？那要先给"依据"下个定义。有足够的证据让我知道，进入我体内的水和已经在我体内的水一样重要。我尊重水，因为它含有科学尚未解答的关于人体奥秘的答案。

任务清单

- 我们每天有8小时左右的睡眠时间不喝一滴水。我们每天早起后需要喝一大杯水，以补充晚上失去的水分。

- 我们的孩子也需要喝大量的水，特别是在早上上学之前。最近的研究发现，孩子们的考试成绩和学习能力实际上与他们是否喝了足够的水有很大关系。

- 只喝纯净的水。含有维生素或其他添加物的瓶装水通常含有糖。这些添加剂并无益处，甚至会损害我们的健康。

- 多花点心思，只喝过滤后的蒸馏水，并在水中添加人体需要的粗盐。这得多付出一些劳动，但是值得的。

- 当你感到疲倦、头脑不清或情绪低落时，就喝一大杯水。我敢打赌，大多数时候，水正是你需要的。

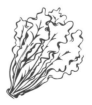

5. 人类愿意生病?

发挥食物的神奇治愈力

如果一个外星人来到地球上，并看到我们如何管理我们的营养生活，它会得出一个显而易见的结论：许多地球人对保持身体健康毫无兴趣。它会认为，我们觉得心脏病、癌症、糖尿病、关节炎都不算什么；我们对消化不良、肥胖、口臭、皮肤干燥、关节疼痛、腹部松弛并不介意。我们正在踏上某种自我毁灭之旅——实际上是在自杀。那个外星人还会得出什么结论呢？鉴于人类的行为，人类一定希望自己生病。

也许这是因为，一旦我们真的生病了，一切就好办了。现在我们知道该怎么做了。我们需要重量级的帮助：灵丹妙药。

说到药物，有一点很有意思：大约 90% 的药物是基于植物所含的物质，或受植物启发而研制出来的。这说明了什么？即使是实验室的科学家也必须向大自然学习如何治疗我们。

关于处方药的另一个有趣事实是：根据最新的统计，大约 70% 的美国人至少在服用一种处方药。10 个人中就有 7 个人在服用可能存在于食物中的昂贵合成物。看起来似乎吞药丸更容易。美国人口占世界人口的 5%，而美国人吃下了全世界 80% 的处方止痛药。我们在比别人承受更多病痛吗？还是说，世界上其他地方的人习惯了长期生活在病痛中？或者还有第三种可能性：只是因为我们喜欢吃药。毕竟，这是我们信赖、期待的解决方案。

这么喜欢吃药的美国人至少在健康状况方面有什么过人之处吧？但根据 WHO 提供的最新数据，美国人的平均寿命排在全球第 34 位。名单上有很多并列名次，所以事实上，不止 33 个国家的公民比我们美国人更长寿。事实上，智利、加拿大和哥斯达黎加公民的预期寿命比我们更高，日本（排名第一）和大多数西欧国家和斯堪的纳维亚半岛也是如此。我们的排名在巴林的后面、古巴的前面。

只比古巴好一点？这是否让你陷入了沉思。

即使药物对我们有帮助，也会对人体造成损害。它们会给消化和代谢带来挑战。它们会使我们的组织酸化，向我们全身的各个系统施加压力并使其背负重担。有时，药物可能是个奇迹，但这总是有代价的。药物有一系列的副作用，需要其他药物来中和。就像旋转木马一样，你一旦上去就下不来了。

然而，最大的失败是，这些药物不能治愈任何疾病，特别是治疗心脏病、高血压、关节炎、糖尿病等慢性疾病。

如果这些药物医好了我们，我们就可以不再服药了。但它们做不到，所以我们不能停药。它们缓解了症状、掩盖了问题。它们治的是病而不是人，当然不能改善营养缺乏。

我们并非仅在病好之前服用这些药物，因为我们的病永远也好不了。

这些药物只是让我们活下去而已，并没有费劲去改变我们的习惯、解决真正的问题。它们让我们的身体拥有某些机能，但持久地感到不舒服。这是伪功能。这些药物让我们能继续拖下去，直到有一天，不健康的习惯终于让我们尝到了苦果，这时连用药都无济于事了。这一天早晚会来！

一旦出现这种情况，嗯……我们还是别再想下去了。

这是一桩我们的文明和我们达成的可怕交易：我们可以胡吃海喝、不去锻炼，只要我们吃药，我们仍然可以活着，而且身体还凑合。

如果我们吃西蓝花、藜麦、沙拉、莓果和杏仁，喝水和绿茶，长时间充满活力地去远足，并获得充足的睡眠，我们感觉棒极了，但谁能从中受益呢？没人。这是什么体系呢？

当我们出现不适时，应该最后求助于药物，而不是首选药物。我们的医生不该让我们拿着处方去药房，而应该让我们拿着购物清单去农贸市场。制药巨头不需要花费数十亿美元来开发和推广下一种灵丹妙药，只需种植含有这些物质的植物，将其制成天然食品就行了。

我想，当科学家比当农民光彩得多，挣钱更多；在舒适、干净、有空调的实验室坐班，比在炎热的泥地里开拖拉机容易得多；冠脂妥①的利润率比蔓越莓高得多。

我们经常听别人说，预防医学的问题在于，作为一种医疗保健模式，它在商业上行不通。但这只是因为，我们愿意花更多的钱去买药治病，而不是通过食物来避免疾病。也许需要整个体系的转变，才能改变这种状况。但在我看来，这是一件好事。当整个体系无法正常运作时，就需要做出改变了。

当然，那些贫穷国家的情形就不同了，大多数人无法负担药物和手术。他们甚至买不起我们所享用的丰盛的食物和干净的饮用水。他们需要非常小心地呵护自己的健康。他们是怎么做到的呢？

首先，他们认识到食物也是药物。实际上，这样说是对食物的侮辱。食物比药物好得多，它更便宜、更安全、更容易吸收，而且味道也更好。即使在社交功能方面，食物也更胜一筹。我从未听说过，一家人或一群朋友会围坐在一起吃药。

发展中国家的公民明白，食物有治愈的力量。食物不仅仅可以果腹，更

---

① 治疗高血脂的药物。

是消炎药、抗氧化剂、复合维生素，所以他们会吃该吃的东西、喝该喝的东西。

在印度，大多数人每天都用姜黄这种香料做菜。咖喱呈黄色，就是因为它。几个世纪以来，它一直是印度菜的主要成分。姜黄素是姜黄中的一种植物营养素，具有很强的抗炎作用，对免疫、腺体、内分泌系统和关节健康都有好处——这是天赐之物。如果加一点胡椒粉，姜黄素就更能发挥效能了。走进美国任何一家出售营养补充剂的商店，你都能发现姜黄素药丸。虽然我不知道那家店卖的是什么牌子，但我可以向你保证，姜黄中的姜黄素质量更高、更纯净、更天然，生物活性更强。

我曾经去过印度的姜黄田，见过种植了六七代姜黄的农民。他们从来没有想过，除了把姜黄当作一种让他们长久保持健康的美味香料之外，还能把它做成别的东西，这是对这种作物的不尊重。他们和自己的食物、食物的治愈能力有某种联结，而我们似乎已经失去了这种联结。他们不会等到生病了才去吃姜黄——他们从小就每天吃姜黄，因为他们知道姜黄能防止感染、避免疾病。他们不需要在读了《美国医学会期刊》上刊登的研究后，才说服自己吃这种食物。

如果你负担不起或无法获得治病的药物，那么通过饮食预防疾病就变得很重要了。出于某种原因，我们有钱去买抗生素、消炎药和其他所有东西，这反而让我们不再重视疾病预防了，这可太奇怪了。如果可以避免，谁愿意生病呢？但从我们的行为来看，我们的确愿意生病。在外星人看来，肯定也是这样的。

6. 用运动启动你的"法拉利"
"生命在于运动"是颠扑不破的真理

严格地说，身体运动——锻炼、活动，不管你怎么称呼它都不是营养素。但它和任何一种营养素一样重要。

身体运动确实激活了我们的身体。我们吃吃喝喝是为了给生命提供能量——不仅仅是为了生存，而是为了积极地生活，做我们身体能做的一切事情。否则就像拥有一台法拉利却从来不开一样，那还有什么意义？

即便不是科学家，我们也明白人体能做些什么。任何一个 6 岁的孩子都能把它们列出来。我们已经进化成擅长走、跑、跳、爬、推、拉、弯、伸、举、扛的生物。我们拥有惊人的爆发力。我们的动作迅疾、敏捷。即使与野生动物相比，我们也有惊人的耐力。

所有这些似乎都是显而易见的，如果你细细研究人类大脑和神经系统是如何运转的，骨骼和肌肉是如何运作的，人体如何利用营养为我们的行动提供燃料，以及这些过程是多么复杂，那么一切就更清楚了：我们是了不起的生物，是为了行动而生的。

人类生存在地球上的大部分时间中，身体都在运动。当人类还是猎人和采集者时，我们经常走路，走很多路。人类常常为了逃命、保护家人而狂奔，有时还得拼命追逐猎物，找到需要的东西后，就把它拾起来带回家。随后，大约 1 万年前，人类成了农夫，但我们仍然经常走路、举起重物、建造房屋、辛勤耕作。这并不是人类的选择，那时我们得靠体力生存。

但我们的大脑也很强大。希望活得更轻松、避免体力劳动带来的压力和危险，这似乎是人类的天性。这个愿望很有道理，谁想过一种拼命劳作的生活呢？在很大程度上，人类文明的目标就是：减轻生存的负担，让我们有时间和精力去做其他事情，甚至做一些有趣的事情。

这很美好，对吗？

当然，文明一旦开始，就不可阻挡了。谁能预料到，对我们有利的事，也会害了我们呢？

我们几乎将所有强制性的体力消耗都赶出了日常生活。为我们欢呼——这确实是一个伟大的成就。

不幸的是，我们也因此而受罪。

目前的研究表明，大多数人没有经常锻炼身体，或者完全没有锻炼。锻炼量为 0。

这太疯狂了！

我们不再活动或使用我们的身体，所以我们发明了锻炼。我们都知道应该锻炼，就像我们知道应该吃蔬菜和水果、喝大量的水，并需要充足的睡眠一样。但这似乎还不足以让我们动起来。

现在，无数的科学研究证明了我们早已知道的事：体育活动对我们有好处。但是体育活动如何改变我们的各种细节，有很多充满说明力的例子。

根据多项研究，经常锻炼的人比从不锻炼的人寿命长 3～7 年。经常锻炼可以降低 C- 反应蛋白的生成，从而减少炎症，而这意味着患心脏病和癌症的风险降低。运动带来的身体不适刺激了所谓的应激激素皮质醇的短期释放，这是正常的。但活动会降低这种激素的长期分泌——这是好事，因为长时间高水平的皮质醇与很多病症有关，包括免疫系统变弱、高血压、骨密度降低、抑郁和血糖升高。

运动会让我们的组织对胰岛素更加敏感，这意味着我们患 2 型糖尿病的可能性不大。我们也不太会因为代谢综合征而超重。即使我们超重了，锻炼也能补救。挪威科技大学的一项研究报告显示，患有代谢综合征的受试者在进行了为期 16 周的高强度间歇训练后，体内脂肪酸合酶（产生脂肪的酶）的下降幅度，是持续进行中等强度训练的受试者的 2 倍。

运动能降低血液中的雌激素和黄体酮。这两种激素水平过高都会引发子宫癌。英国莱斯特郡拉夫堡大学的体育运动和健康科学学院的一项研究表明，剧烈运动后 30 分钟内，关键的饥饿激素被抑制，并且在运动后 3 小时内使抑制食欲的激素酪酪肽的水平上升。这是双重的福利。

美国得克萨斯西南医学中心测试了小鼠的活动与不活动时的细胞自噬率，自噬是通过"燃烧"细胞碎片获取能量，以对其再利用的过程。细胞自噬率对我们尤其重要，因为细胞自噬率在一定程度上决定了我们是健康还是病弱，年轻还是衰老。研究发现，那些被迫活动的小鼠的细胞自噬率提高了。实验清楚地表明：体育活动能让我们保持年轻。

人体变得更健康来适应运动带来的压力，因此运动让我们的肌肉和骨骼变得更强壮、心脏和动脉更强大、肺能更有效地向身体组织输送氧气。但氧气消耗的增加实际上有一个缺点，它会导致氧化应激，这指的是自由基给人体造成的损害。然而，通过食用含有大量抗氧化作用的蔬果，很容易抵消这种影响。每一个系统、每一种生命力量，都是协同工作的。

达纳 - 法伯癌症研究所和哈佛医学院的研究人员进行的一项研究，展示了体育锻炼如何从细胞层面改善我们。他们发现，运动可以刺激一种先前未知的激素的分泌，这种激素可能会将不健康的白色脂肪转化为有益的棕色脂肪，从而降低我们肥胖、罹患糖尿病和其他代谢性疾病的可能性。

2013 年发表在科学期刊《公共科学图书馆基因》上的一篇论文表明，即使在人体最基础的层面——DNA 层面，运动也会改变我们。瑞典隆德大学糖尿病中心的研究人员发现，运动会影响聚集在基因周围的细胞，改变它们表达蛋白质的方式。其结果是，患肥胖症或 2 型糖尿病的风险降低了。科学家们发现，这些变化在我们进行一次锻炼后就开始出现了。

我们可以这样说一天，列举一项又一项的研究，但重点是一样的：运动能从各个层面改善我们，从美容到细胞层面。运动使我们变得更加强大。

奇怪的是，尽管科学不断证明，运动可以让我们更长寿、更健康，但我们的反应却是减少运动量。常识告诉我们，我们会采取有利于自己、避免伤害自己的行动。在我们生活中的大多数方面，我们的确是这样做的。但涉及生命中最重要的一面——我们的健康时，却不是这样。这让人搞不懂。

我的动机很简单：16 岁那年，我第一次拿起哑铃。因为当时的我骨瘦如柴，而且我不想再被我的哥哥欺负了，这奏效了。大学时我已经足够强壮了，可以去踢橄榄球。从那以后我一直在锻炼。如果我们不断做出挑战自己的选择，将不断得到回报。

进化也为我们提供了强大的动力，让我们去锻炼。我们都听说过"跑者愉悦感"，这是一种运动时大脑释放内啡肽带来的生理愉悦。这些神经递质就像天然麻醉剂和对我们有益的"海洛因"。

但进化似乎也解释了为什么我们会避开有挑战性的活动。当人类还在洞穴里过着勉强糊口的生活时，不得不去干活，干完活就去休息。我们需要的是那样的休息！人类学家告诉我们，人生是由短时间的艰苦体力劳动和长时间的躺平放松组成的。

看看现在的野生动物，你就会知道人类当时可能是什么样的。狮子无所事事地闲躺着，能躺多久就躺多久，一旦它们饿了，就会立即行动起来。是饥饿促使它们行动，它们追逐斑马，并不是因为它们认为自己需要更多的有氧运动。

人也一样。我们的身体不希望我们消耗多余的能量。你认为我们为什么要把能量以脂肪的形式储存起来呢？这是我们作为一个物种的生存之道：在营养匮乏的时候，这样做才能生存下来。在远古时代，无事运动无异于自我毁灭。仅仅在几代人以前，大多数人整天还在进行繁重的体力劳动。他们不需要跑步机或健身房会员卡来保证自己得到锻炼。

现在的食物很丰富，我们可以想吃什么就吃什么，几乎不需要消耗什么能量，只需要开车去超市或甜甜圈店就可以了。解决了"饥饿"这一问题后，活动就变成了完全自愿的事情。

自愿去运动的人太少了。

有希望改变这种状况的吗？试图让人们感到内疚而去锻炼，这并不能奏效。肯尼迪总统在 60 年前就鼓励我们多活动。但从那时起，我们却动得越来越少。让人们因为没有锻炼而感到难受，最终可能会让他们灰心丧气，连试都不愿意试了。

我认为，我们日益恶化的饮食习惯和越来越少的体育锻炼之间，存在着一种未被注意到的因果关系。运动需要能量，当我们的饮食不合理时，我们的身体会想运动吗？当我们的身体呈酸性，缺乏水分补给，缺乏大脑、骨骼和肌肉所需的营养时，我们渴望体能挑战，还是渴望一张舒适的软沙发、一个大屏幕电视机呢？

我们缺乏运动和挑战肌肉的欲望，其中一个原因就是我们没有获得保持健康所需的足量营养和水。我们不想活动这一事实，本身就是某种潜在缺陷的症状。健康的身体是活跃的，而不想活动说明身体有问题。

现在，再看看关于大多数人没有进行任何定期锻炼的统计数据。原因突然变得清晰起来：我们吃得比以往任何时候都差，我们活动得比以往任何时候都少，而这两个可怕的事实是密切相关的。现在，大多数人都没有进行高强度锻炼的力量和精力。

没有动物生来就成天坐着不动、无所事事。静止是不存在的，甚至在人体内也不存在。人体内部在永不停歇地运动。从一个细胞到另一个细胞的信息流是连续不断的。在自然界中，停滞就等同于机能失调、疾病和死亡。

如果我们给细胞提供它们所需要的食物，给我们的骨骼和肌肉行动所需的能量，使我们的心肺能响应巨大的体能挑战，我们会满足于躺着不动、无所事事吗？

怎么可能？一旦我们拿到法拉利的钥匙，给车加满油，我们就可以出发了。

◑ 运动与五大生命力量

正如我说过的，我从小就努力锻炼身体。我踢橄榄球，参加其他许多运动，研究运动生理学，然后培训别人。我训练过许多运动员，甚至包括奥运选手。

竟然那么多身体强壮的年轻人吃得如此糟糕，这仍然让我惊讶不已。25年前，我也是那样的。只要看看那些高中和大学运动员就知道了，高强度的锻炼和"凶残"的训练一结束，他们就直奔快餐店。你一定以为，他们这样拼命，必须得像冠军一样吃喝。但他们并没有好好吃东西。

我知道，成年人也有同样的心态。他们会说："行，今天在健身房燃烧了900千卡了，所以我可以出去吃3块比萨，或1品脱（约450克）冰淇淋，或喝几杯龙舌兰酒，没关系的。"

这是不对的。首先，你的身体处理有益健康、营养丰富的热量和处理不健康、低营养的热量的方式是不同的。其次，糟糕的食物除了空有热量外，还会对身体造成不少损害。再多的运动也抵消不了这些损害。

那么，那些不管吃什么都能保持好身材的年轻运动员呢？想象一下，如果他们努力锻炼并且注意饮食，他们会有多么容光焕发。我保证，他们会更强壮、动作更迅捷。运动员不可能永远年轻下去，总有一天，那些坏习惯会毁了他们。他们将步入中年、久坐不动，但仍然像活跃的 19 岁年轻人一样胡吃海喝。体重超标、身体羸弱、病病歪歪的退役运动员，我们见得还少吗？正如我们所见，心脏病和癌症的种子往往在开花前的几十年，就已经埋下了。

身体活动和五大生命力量之间有着千丝万缕的联系。

我们活动得越多，吸收的氧气就越多。未必非得锻炼，日常的、经常性的活动就行。我们将在后面谈到，氧气是我们身体中每个细胞的燃料。它是创造能量的火花。它增强了我们恢复、修复细胞和组织的能力。它使我们的血液更有效地流动。它让我们的肺更有效率。研究人员曾让一些老年妇女每天步行半小时，仅这一点就足以降低她们罹患呼吸系统疾病的风险。

锻炼会提高体温，使我们出汗降温。这意味着我们会喝更多的水，而这将改善其他一切。排更多的汗也有助于人体排出毒素和酸性物质。

我们的排毒系统还能在其他方面受益。《美国医学会杂志》刊登过一项研究，研究对象是 3000 名正在接受乳腺癌治疗的女性。研究对象中，每周快步走 3 ～ 5 小时的患者死于该病的风险，比那些久坐不动的激素反应性肿瘤患者低了一半。

当我们运动时，我们的心脏会更努力地将更多氧气输送到全身，尤其是最需要氧气的肌肉中。这增强了毛细血管的活动。此时，最小的血管也工作起来，将氧气输送到细胞中，这对整个循环系统都有好处。额外的氧气也会增加红细胞的数量。

运动使能量需求增加，从而加快了人体的自然代谢过程，因此，需要清除的细胞碎片更多。活动会加快淋巴液的流动，而这有助于预防疾病。

有足够的运动量是锦上添花。如果我们能提高血氧饱和度、提高人体碱度、加强水合作用、增加营养、改善排毒系统，我们就能尽可能地保持健康。然后我们有精力活动起来，让身体达到最佳状态。

我们应该多运动，但大部分运动应该适度，步行和一些需要尽可能多地用到我们的双脚和户外鞋的活动就不错。这能锻炼到常被忽视的足部肌肉，还能帮助我们提高平衡能力，它也让我们和别人保持联系。

最近有不少研究表明，久坐不动会增加死亡的风险。科学家认为，坐着不动会改变我们的新陈代谢。他们不知道这是什么原因造成的，但事实确实如此。能站着就站着，这样你会活得更久。

但我们也必须进行短时间的高强度活动，让自己充满爆发力。以最快速度短距离跑步、游泳或骑车等冲刺运动，要比在跑步机上忍受半小时或更长时间的无聊慢跑好得多，而且更有趣。即使每天高强度活动 5 分钟也够了，而且不必是正经八百的锻炼。你可以追着你的孩子跑，追逐小狗，跳上跳下，爬树，对着墙打网球，打几下太极拳，做一些让你气喘吁吁、汗流浃背的事情。

这些短时间、高强度的活动对我们的健康大有裨益，能改善我们的新陈代谢、力量、速度和耐力，提高我们的自然生长激素和睾酮水平，并改善我们的抗衰老因子。

我们也应该试着举重或参加一些抗阻力训练，得真正地挑战我们肌肉力量的极限，哪怕只是做一些自重训练。没错，女性也是！举重不会让你变成大块头。这个荒诞的说法已经流传太久了。再多的举重也不会赋予女性男性的激素。如果我们强迫肌肉做一些它们无法轻松完成的事情，它们会变得更强壮。我们现在锻炼的非脂肪组织，将给我们带来一辈子的好处。谁都不想成为摔倒了就站不起来的老爷爷、老奶奶。养成进行力量训练的习惯，将保证我们永远有力量去应对日常生活中要做的事。当肌肉强壮起来，我们的骨骼也会变得相对更密更厚，这意味着我们患骨质疏松的概率也会降低。

运动也能增强我们的平衡能力，所以我们不会轻易跌倒在地。即使跌倒了，我们的骨头也不容易折断，我们有力量和精力立马爬起来。

老套的"铁金刚"心理已经过时了。现在我们意识到，重要的不是我们能举起多少重量，而是我们在保持正确姿势的前提下能做到什么——通过链式运动形成合理机制。这是什么意思？试试壶铃摇摆、波比跳、罗马式起立等动作，还有俯卧撑、引体向上、深蹲和箭步蹲等自重训练。我们甚至根本不需要传统意义上的"健身"。我们可以走出去在花园里工作，或者每天长时间散步。

现在让你活动起来的办法很多。如果你家附近没有健身房，你也没有一起散步或骑车的伙伴，你可以打开 DVD 播放器上瑜伽课，甚至可以加入一个高强度健身小组（比如，90 天魔鬼训练、21 天塑形或 Beachbody[①] 提供的 T25 有氧健身操）在家中进行训练。

丹·比特纳（Dan Buettner）在其著作《蓝色地带》一书中提到，他走访了一些长寿老人的故乡。他从那些长寿老人身上学到的第一课就是：自然而然地活动。他写道："他们经常进行低强度的体育活动，这通常是他们每日的功课。"

找到你喜欢做的事，然后去做。不要复杂化，只要有规律地运动，找到乐趣，多做、多练、多玩，你的身体就能长久受益。

我们需要尊重我们身体中的动物性，尊重我们体内那个想与外界密切接触的生物。我和我的朋友、冲浪之神莱尔德·汉密尔顿（Laird Hamilton）一起训练时，他说了一句至理名言："去做你做不了的事，这样你才能做更多你想做的事。"

当然，这并不能让我驾驭 100 英尺（约 30 米）高的海浪，也不允许我做其他只有莱尔德才能做的水上运动。但这意味着：我们应该尝试一些没做过的困难的事情，一些挑战我们弱点的活动。只有这样，我们才能变得更强大。这种做出响应的能力、高兴玩耍的能力、让人生有声有色的能力，是我在锻炼时喜欢挑战自己的原因。我不想被我的身体能做什么、不能做什么所限制。我想拥有一种超级人生，能够自由自在地玩耍、运动、做自己想做的事，这对我来说很重要。

---

① 美国一家专业的健身、减肥网站，提供了很多视频课程。

运动不该是一桩苦差事，应让它成为一种游戏。比赛，哪怕只和自己比赛。做一些让你觉得自己在全力以赴的事，就像孩子们那样。高强度的身体活动是你的朋友，能刺激生长激素的产生，使我们的肌肉更加强壮。不要只在跑步机上慢吞吞地走，也不要在健身单车上拱起你的背，也不要把自己塞进腿部推蹬机中，更不要躺在长凳上一个接一个地做推举。我们需要从一个极端直接奔向另一个极端——从完全休息到全力以赴，让我们的动作有那么一点不可预测、混乱，但很灵动并且受控。

就像打篮球一样——你在慢跑，突然你飞身篮下，你爆发了。你在逼仄的一角跳跃、阻攻、奔跑、抛球、接球、投篮。然后球飞到球场中间，这一切又重演了。

以最快的速度移动，或举起最重的重量，不仅有益健康，而且这种感觉也好极了。在那一刻你会发现，肌肉也能体验到快乐。剧烈的运动将大量的多巴胺释放到我们的血液中，使我们产生一种运动的狂喜，哪怕我们并不是真正的运动员。这是一种纯粹的身体上的快乐，这种感觉无比美妙。这能滋养我们的灵魂，它提醒我们，活着是什么滋味。

我相信，运动是人类的根本。当我们运动时，所有能治愈我们、让我们远离疾病和炎症的内部系统都能发挥最佳作用。修复和愈合、最佳的健康状态、大脑激活机制、血清素和多巴胺等神经化学物质的产生、适当的睡眠及整个人生观——这一切都离不开运动。

如果我们无法从运动中获得能量，我们就会从咖啡因、能量饮料或香烟中寻找能量。化学刺激会刺激我们的肾上腺，导致新陈代谢紊乱和激素失衡，从而导致炎症、睡眠不佳、消化紊乱、高血压和其他病症。如果缺乏足够的活动、晚上没有困倦之感，我们就得服用安眠药或酒精助眠。

人们曾经认为，做手术后躺在床上最利于痊愈。或者，如果你的某个身体部位受了伤，让它没法动弹会好得更快。现在我们知道，事实正好相反，活动是痊愈的重要组成部分。

研究表明，如果我们不使用我们的肌肉，我们的肌肉量会损失相当大的比例。没有所谓的"保持"健康，我们要么变得更强，要么变得更弱。

但我们不需要强迫自己去健身，那不是解决问题的方法。我们不应该过分强调这点。我看到有些人每天都去健身房，但他们的身体没有任何变化，他们的感觉似乎也没有好一点。自己能感到状态很棒，这是唯一重要的事情。

这和完美的身体或完美的锻炼计划无关，你只需要把自己的人生过得有滋有味。今天太阳升起来了，你活着，有你需要的空气、水和食物。现在，你准备拿它们做什么？

我每周和一大帮人一起锻炼6次。这些人中，最年轻的20多岁，最年长的60多岁。我们3天在健身房，另外3天在游泳池或海里锻炼。我们还一起冲浪。我们都有自己忙碌的生活，但我们每天都会抽出时间。我们都很拼命，但我们也很开心。我们毫不留情地相互取笑，这很有趣。但我们也互相鼓励、互相守望，确保我们做的动作正确，因此每个人都变得更强壮，没有一个人受伤。我们才不要什么自尊，我们嘟哝着、咒骂着、流着汗、大笑着。现在，我们除了一起锻炼外，还成了好兄弟、好朋友，关心彼此生活中的大事小事。

作为成年人，我们做得相当不错了。但我从没见过有人比普通的孩子做得更好。孩子们不会去"健身"，但他们会玩。他们活蹦乱跳、挑战自我、相互竞争，让自己精疲力竭，并不是因为他们认为自己应该这样做，也不是医生让他们这么做，他们这样做是为了找乐子。追求快乐是做任何事情的最佳理由。当其他一切都不管用的时候，即使是我们自己的健康也无法说服我们的时候，只有乐趣会激发我们的积极性。

为了保持健康，我们能做的最好的一件事就是，让运动变得有趣起来。

和我一起健身的人都找到了乐子。

任务清单

- 经常锻炼。锻炼对我们身体的作用就像我们食物中的营养素或服用的药物一样强大。如果你不去运动、不去挑战自己的体能，就不可能成为一个健康的人。

- 找朋友一起运动或一起锻炼。我们可以互相激励，互相帮助，这样做比单独行动更能发挥我们的潜力。

- 让你的锻炼有一定的强度，这样会让我们的身体变得更强壮、更有能力，从而适应运动带来的压力和不适。

- 如果你是一位害怕肌肉过度发达的女性，别紧张，因为女性体内会让肌肉大增的激素较少。

- 随着年龄的增长，请保持强健的肌肉。

- 不要在健身房努力锻炼1小时，然后在桌前或沙发上坐上一天。在你的日常行程中多安排一些活动。最好的体育活动并不是在健身房内或跑步机上挥汗。当运动成为我们日常生活的一部分时，我们才会真正喜欢上运动——散步、跑步、爬楼梯，以及与你的家人、朋友和宠物玩耍。活动身体不应该成为我们刻意去做的事情，它应该是生命本身。

7. 三号生命力量：氧合作用
氧气是激活细胞的重要力量

想知道氧气有多重要吗？屏住呼吸试试你就懂了。没有食物我们可以活 2 个月，没有水可以活 2 周，没有氧气可能只能活 4 分钟。这足以说明问题了。

大家都知道，我们需要氧气才能生存，虽然大多数人都说不出确切的原因。我们把氧气吸入肺部，随后氧气进入血液中——健康的血浆中至少有 90% 是氧气。氧气被血红蛋白分子携带着，输送到全身各处的细胞中。在细胞中，一种蛋白质将氧气与其他元素结合，并将其转化为水。我们的细胞用这个转化过程中释放的能量，为它们的（当然也是我们的）各种功能提供助力。

食物是我们另一个主要的能量来源，但如果没有氧气，我们就无法获得食物中的营养。如果没有氧气，我们体内将是一潭死水，什么都不会发生。几乎所有的化学反应都需要氧气。氧气能激活我们的细胞，提供生命的火花，这很重要。

但这一生命力量，我们却最不当回事。我们只是下意识地呼吸着，仅此而已。这件事并不需要我们操心，对吧？

错！很多人一生摄入的氧气太少，并为此付出了代价。我们可以采取一些措施来获得更多氧气。但是，如果我们先了解一下，为何摄入氧气太少会对我们造成伤害、损害其他四大生命力量的保健能力，可能更有帮助。

1931 年，奥托·瓦尔伯格博士（Dr. Otto Warburg）因发现氧气和癌症之间的关联性而获得了诺贝尔医学奖。他的解释值得一听："癌症有无数的辅因，比其他疾病都多，但只有一个主病因。一言以蔽之，癌症的主病因是：正常身体细胞中氧气的呼吸作用被糖的发酵作用替代了。"（癌细胞不需要氧气作为能量，而是依赖葡萄糖）

瓦尔伯格研究了肿瘤的新陈代谢和细胞的呼吸，因此，他认为低氧和癌症之间有关联性。换句话说，富氧组织和健康之间也有关联性。1931 年，他就因这一突破而备受赞誉，但现在癌症仍然是我们的第二大杀手。仅仅知道它与缺氧之间的关联性还不足以预防它。

到目前为止，癌症和低氧之间的关联性已经得到证实。最近，乔治亚大学的研究人员在《分子细胞生物学期刊》上发表了一篇文章，文章分析了实验室中 7 种不同类型的癌症样本，并发现细胞长期缺氧会导致肿瘤扩散。

当然，这并不意味着只要深呼吸就不会得癌症。细胞的氧含量取决于许多因素，我们将一一讨论这些因素。其中有些因素是我们无法控制的。但如果我们竭尽所能让自己保持富氧状态和碱性体质，那么这两种生命力量将结合在一起，使我们的身体不会轻易得病。

备受推崇的《医用生理学教科书》的作者阿瑟·C. 盖顿博士（Dr. Arthur C. Guyton）这样说："所有慢性疼痛、痛苦和疾病都是细胞缺氧引起的。"

哇！当我们试图理解充足的氧气对健康的重要性时，想想这句话意味着什么。盖顿博士说的不是一部分疼痛、痛苦和疾病，而是所有的。

氧气实际上可以是一种药物。刊登在《重症监护杂志》上的一项研究，研究人员对一家医院收治的 25 名急性呼吸道感染重症患者进行了观察。在接受氧气治疗的 6 小时内，超过 45% 的患者得到了缓解。研究得出结论，氧气治疗"是一种在疾病早期治疗成人患者的有效方法"。医生通常会让需要修复受损内脏的患者做高压氧舱治疗。

氧气对健康的重要性，无论怎么强调都不为过。对氧气的研究比其他任何因素都更多，研究时间也更长，尤其是它与人体健康的关系。几个世纪前，就连炼金术士都明白氧气的神奇力量。

氧气很好地说明了五大生命力量是如何相互关联的。如果我们的排毒系统无法清除毒素和致癌物，这些有害物质就会堆积在细胞周围和细胞内部，使细胞窒息。这种情况出现后，细胞呼吸就会减少，氧气进出细胞的能力就会受损。另一个抑制细胞氧合作用的因素是血液循环不良。这是什么导致的呢？主要是饮食不当——当我们吃下加工食品、摄入不健康的脂肪和太多的糖时，我们的红细胞会聚集在一起，而不是正常地流动。

与此同时，我们可能没有摄入足够的必需脂肪酸——存在于核桃、奇亚籽、亚麻籽、藻类、鲑鱼、磷虾和沙丁鱼等食物中，未能让细胞壁保持健康。这也是氧气交换不良的原因之一。

德国科学家约翰娜·巴德维格博士（Dr. Johanna Budwig）在瓦尔伯格博士的研究基础上发现，脂质（即脂肪）对细胞呼吸有很大影响，因此，它对氧合作用也有很大影响。她说："我们可以通过摄入大量的必需脂肪酸，而不摄入主要存在于加工食品中的氢化脂肪，来预防癌症。"

当我们饮食合理，食物能为我们提供氧气。喝下充足的水，就能促成更充分的氧气交换。从饮食中获得足够的矿物质，以此保持弱碱性的人体内环境，细胞自然就会呈富氧状态。如果我们的排毒系统很强大，能清除细胞中的代谢碎片，帮助维持健康的细胞含氧量。反过来，我们富氧的身体组织会支持我们的免疫系统，使我们远离癌症和各种病毒、细菌引起的疾病。

糟糕的饮食、摄入过多的蛋白质和加工食品、水分不足、酸度过高、压力作用和毒性作用会导致细胞缺氧，最终导致免疫系统不堪重负。

⦾ 氧气有什么危害？

氧气的主要特点是能量大。它是强效的"助燃剂"，没有它"火"就烧不起来。它是优质的清洁剂、消毒剂、除臭剂、净化剂。但氧化作用会让金属生锈，还有暴露在空气中的苹果核会变丑、变黄，氧气就是罪魁祸首。

我们体内的氧气不仅有创造的能力，也有毁灭的能力。我们通过将营养物质和氧气混合来代谢食物、帮助分解食物，但这种结合会产生自由基——带有奇数个电子的原子和分子，它们会破坏它们经过的一切。为了用偶数个电子来让自己稳定下来，它们会从每一个与之碰撞的原子中偷走一个电子。遭到它们掠夺的原子和分子变成了自由基，又在它们所到之处造成了同样的破坏。安德鲁·韦伊博士（Dr. Andrew Weil）将这一引起癌症、衰老、其他疾病的细胞损伤导致的连锁反应，比作摧毁沿途一切的龙卷风。因此，氧气是一把双刃剑。

我们可以通过多种方式对抗自由基带来的损害，主要是通过摄入抗氧化剂，它能中和自由基，使自由基变得无害。在"一号生命力量：营养物质"中，我们谈到了食用含有抗癌物质的食物的重要性。在细胞层面上，自由基是生命更替的自然组成部分。只要我们食用新鲜的全食物，我们就不必担心氧化过程。

氧气过少或缺氧也会带来伤害，这种情况随处可见。缺氧使大脑和心脏周围的血管变窄，流向大脑和心脏的血液就会变少，进而将导致大脑缺糖。这是一大问题，因为葡萄糖是大脑的主要营养物质。最令人担心的是，轻度的缺氧不易察觉，但随着时间的推移，缺氧会导致人体及其各个系统慢性退化。英国利兹大学的一项研究得出结论：大脑缺氧和阿尔茨海默病之间有明显的关联。

缺氧细胞失去了一部分信息传递能力，这降低了它们适应人体内环境变化和对抗摄入的毒素的能力。研究发现，氧气过少会触发交感神经系统反应（即我们对威胁的战逃反应）。情绪和心理压力也会通过释放肾上腺素和其他相关激素消耗氧气。日本大阪社会医学研究所的一项研究发现，精神压力会减少肌肉细胞的吸氧量。

细胞含氧量低易出现身体疲乏、循环不佳、消化不良、肌肉酸痛、晕眩、抑郁、健忘、非理性行为、易怒、胃酸过多、支气管问题和其他全身免疫问题。覆盖面很广，不是吗？这些听起来像很多"健康人"都有的"正常"病痛。如果我们能让更多的氧气进入我们的身体组织，我们会更健康吗？

利昂·柴托博士（Dr.Leon Chaitow）对过度换气进行了研究。过度换气是指呼吸太快、太浅，导致输送的氧气太少，这种情况在女性中比男性更常见。他发现，如果呼吸方式不正确，没有深入到下胸和腹部，就会导致慢性腰痛和结肠痉挛，甚至会削弱核心肌群。同时，横膈膜会收紧，压制神经和动脉血流，限制食物进入胃部消化。

呼吸不当会导致很多疾病：肠易激、过敏、头痛、血糖异常。呼吸过浅甚至可能引起经前综合征的痉挛、疼痛和易怒，并由每个月的激素变化所触发。

在很大程度上，人体含氧量低应归咎于我们的不健康行为，主要是我们的饮食习惯。但地球的健康状况堪忧，也是其中一个原因。

在工业革命前，空气中含有约32%的氧气。如今，在世界各大主要城市，这一比例仅为15%——只有当初的一半。而人类对氧气的需求并没有减少。事实上，由于我们需要中和的毒素变多了，我们需要的氧气比以前更多，但我们获得的氧气却更少了。联合国顾问、哲学和系统科学教授欧文·拉兹洛（Ervin Laszlo）写道："按照目前的水平，人们很难获得维持身体健康所需的足量氧气。我们需要摄入适量的氧气来维持身体细胞、器官及整个免疫系统的全力运作。按照现在的水平，癌症和其他退行性疾病很可能会爆发。到氧气只有 6%～ 7% 的时候，生命就无法维持了。"

地球所含的氧气比以前少了，因此，和我们一样，地球也在努力维持自身的健康。算算每年消失的雨林植被有多少平方公里，别忘了，绿色植物带有 40% 的氧气，它们将氧气释放到大气中。还有大量的氧气是由浮游动物和浮游植物产生并释放出来的，这些浮游生物是海洋中最微小、最古老的绿色生命。随着海洋变得越来越暖和、污染越来越严重，氧气含量下降了，这些释放氧气的生物生命受到了影响，人类也受到了影响。在地球上的任何地方，氧气都等同于生命。

◑ 获得充足的氧气供应

我们该怎么做才能让自己获得充足的氧气呢？很大程度上，答案得从其他生命力量中找。

首先，我们可以通过饮食来实现这个目标。生的蔬菜、水果、坚果和种子是最佳的。生鲜很重要，因为生鲜的食物中才有氧气。绿叶蔬菜是一个好的选择，特别是叶绿素含量高的植物，比如，羽衣甘蓝、牛皮菜、螺旋藻和小球藻。烹饪会加速食物的氧化。生鲜食物等于更高的氧气！动物制品、加工食品、糖等不提供氧气的食物会耗尽氧气。同样，营养是关键。

其次，喝足量的优质水。当水在湖泊、溪流等自然环境中流淌时，水的流动使水中充满空气，因此，这种水中所含的氧气更稳定，更容易被人体利用。正如我们在"二号生命力量：水合作用"中说过的那样，能每天喝到未受污染的泉水的人很少，所以我们需要多下一些功夫，来获得干净的饮用水——含有矿物质的、流动的活水。

正如瓦尔伯格博士发现的那样，氧气和健康的细胞碱度之间有着密切的关联。我们可以通过合理饮食、避免一些有害的东西——某些食物和饮料、毒素，甚至负面情绪，来帮助我们的身体保持弱碱性。在"四号生命力量：

碱化作用"中将详细讨论这个问题。

　　尽我们所能保持强大的排毒能力，也有助于让人体组织保持富氧状态。排毒过程清除了细胞中的垃圾——无论是天然的垃圾还是其他垃圾，这些垃圾会抑制人体组织储存氧气的能力。如果肾脏无法排出毒素，毒素就会滞留在血液中，这也会降低血液所能携带的氧气量。如果我们养成习惯把外界的毒素（我指的是各种污染物、家用有毒物质、日常刺激物）控制在最低限度，我们就能帮上忙。我将在"五号生命力量：解毒作用"中详细讨论这个问题。

　　哪怕只在我们周围摆放植物，也有利于维持我们体内健康的氧气水平。植物是自然界中最有效的空气净化器，可以去除甲醛、苯、三氯乙烯，甚至灰尘等污染物。研究表明，在病房中摆放植物，患者恢复得更快。

　　最后，我们可以改善呼吸，吸入更多氧气。

　　瑜伽信徒和僧侣都有很多进行冥想的理由，但呼吸是他们共同的理由。呼吸不仅有助于冥想、缓解压力，还能改善大脑和免疫系统的功能、清洁我们的身体、净化我们的心灵。我早上使用简单的四个五呼吸法：慢慢吸气数到 5，然后屏住呼吸 5 秒，呼气数到 5，最后完全不呼吸数到 5。我每天都会这样练上 15 分钟左右。

　　大多数人在吸气时都不会让空气充满整个肺部，有很多办法可以解决这个问题。

　　一是更加关注我们的呼吸。通常情况下，我们的呼吸太浅，通常是受到压力影响，空气只充满了肺部的上部。对于大多数正常活动来说，这些空气就足够了。但是我们需要集中精神让空气充满整个肺部，然后完全排出里面的东西，包括有害气体。

　　如果没有经常锻炼，身体就不需要深呼吸。在运动时，我们会吸入更多空气，我们的身体很可能会记住这种愉快的感觉。这也是一个健身的好理由，而且我们养成的习惯可能会持续终生。

　　这就是我们在锻炼时需要一定强度的原因。如果我们心脏狂跳、大口喘气就说明，我们正在吸入我们能吸入的全部氧气。我和我的朋友们会进行海豹突击队式的训练——用哑铃在泳池里锻炼。在水下屏住呼吸，然后迅速回到水面上大口吸气。强度很高，但当我们完成这套动作时，那感觉简直妙不可言。

"有氧运动"是一个老式的术语，指的是那些需要我们大口呼吸的运动。现在人们爱做有氧运动，主要是因为它有助于我们减肥、保持身材。但有氧运动的生理效应远远不止于此。虽然运动员的肺并没有大到哪儿去，但他们的肺活量比一般人大，这并不是巧合。吸入更多氧气也能改善心脏健康。任何能让我们深呼吸的东西都是好的。

为了增肌而锻炼很好，但为了强化心肺功能而锻炼更好。

只是提醒自己要呼吸得更深一些，就会带来不同。这就是瑜伽的益处，瑜伽很注重呼吸控制。我强烈推荐冥想。你可以在人生中的某个节点停下来，有意识地进行呼吸和反思。

我把每次饮食的时间都当作一段放空的时间，以此提醒自己。我会感谢我的食物，通过我的呼吸，让我的身体慢下来，转换到一个平静宁和、副交感神经稳定的状态，做好进食的准备。

我喜欢冲浪。它让我们明白了呼吸的力量，该如何用好它，还有氧气是多么重要。每当我被压在海浪下面的时候，就会被这生命的力量所折服。

当我们最大限度地使用我们的身体时，我们收到的信息都是一样的：呼吸。呼吸在提醒我们，不要忽视这一生命力量的威力和重要性。

任务清单

- 尽一切可能让大量氧气进入你的身体。别只知道吸入氧气，一定要从你的饮食中获取氧气，比如新鲜蔬果。细胞缺氧的症状无处不在，包括疲劳、免疫问题、阿尔茨海默病等。

- 有意识地呼吸，这指的是，深吸一口气，让空气充满你的肺部，然后完全排空它们。很多人呼吸很浅。用鼻子深呼吸也是一种很好的减压方法，能立即让身体平静下来，而且比镇定剂更安全、更便宜。

- 去户外。室外空气中氧气的浓度比室内高，所以多花些时间待在树木边、草地上，那儿的空气更干净、更富氧。记住，氧气是药。

- 学会用鼻子正确地吸气，过滤掉灰尘、污染物和其他可能直接进入肺部的异物。

- 每天锻炼身体。体育活动需要你有意识地控制深吸气和呼气，从而养成良好的呼吸习惯。

- 你的呼吸怎么样，你的身体状态就怎么样。如果你的呼吸短而急促，你的身体就会紧绷、倍感压力。当你的呼吸深长、饱满时，你的身体就会松弛、放松下来。

8. 我的超级食物猎手生涯
寻找食物最优解

我作为一名超级食物猎手的生涯可以说是偶然开始的。那是在 20 世纪 90 年代，能量棒很流行，像糖果棒一样方便携带，能快速供应能量和营养，所以人们认为这是个好东西。问题是，它们很难吃，而且含有很多不好的成分——精制糖、加工过的谷物和化学添加剂。

我决定自己动手。我需要一些杏仁酱、椰子、种子、坚果、干果、一点蛋白粉、一些螺旋藻。我把这些生的、天然的东西混合在一起，然后做成棒状。我把它们放在容器里，无论去哪儿都随身带上它们，比如去健身房或海滩。我做的能量棒很受人们的喜爱，所以多年来我一直调研、探索、出行、测试，来尝试新的、更好的食材。

后来，我父亲去世了，给我留下了一笔钱。我决定用这笔钱开一家公司，在世界各地寻觅质量最优、营养最丰富的食物——现在我们会把它们称作能量食物、药用植物或超级食品，并把它们添加到饮料和药物中，或仅仅用作某种原料。我一心只想找到最干净、最强大的新食材，并让世人知道它们的存在。

比如，倘若我听说喜马拉雅山上生长着什么特别的东西，我会坐上飞机，亲自去那里看看。我不想只买商业加工过的产品，也不想依靠别人帮我找产品。那时候，在吃东西方面，我是一个经验丰富的控制狂。你不能想当然地认为你的食物中不含化学物质、转基因生物或其他奇怪的成分。如果知道一些加工者和制造商对放入他们产品的植物是多么地随便、无知，你一定会非常惊讶。

我的信条是：不要破坏植物原生的完美！我决心自己培育植物，栽种、加工它们，尽可能保持它们非凡的力量，留住所有的维生素、矿物质和那些神奇的疗效。只有大自然才能创造出完美的食物来帮助我们保健，任何在实验室里创造的东西都有1个甚至20个不受欢迎的副作用。我想到野外去，到食物生长的农场去，看看它们在泥土里的样子，跟农夫聊聊它们有什么用，为什么当地人要用它们，怎么用。我真的喜欢学习。我有学士和硕士学位，但任何教育都比不上这种充满激情的体验式冒险。

在旅途中，我遇到了一个了不起的人——米格尔·贝鲁曼（Miguel Beruman），他在加州马里布的一家维生素店工作。我们都希望能以可持续的方式找到最好的食物，而且这对种植者也比较公平。米格尔非常聪明，接受过天然保健和草药方面的教育。我聘用了他，让他帮我把这些超级食物加工成可以生产和销售的产品，造福人类。米格尔现居阿根廷，这有利于我们与拉丁美洲及全球各地的种植者和研究人员联系。他出生于墨西哥本土的美洲原住民家庭，会说好几种语言，祖上好几代人都是用自然植物（而非药物）治病的治疗师，这也是一笔巨大的财富。

随后，他介绍我认识了伊莎贝尔·戴科勒和卡尔·戴科勒夫妇（Isabelle Daikele and Carl Daikele），他们是 Beachbody 的创始人。我当时没有电视机，所以我不知道他们的健身帝国是那么成功，他们的健身项目包括90天魔鬼训练（P90X）、Insanity 健身操、T25 有氧健身操、Turbo Fire 搏击操、巴西提臀（Brazilian Butt Lift）等。伊莎贝尔是在维生素商店认识米格尔的，她提到她男朋友（现在是她丈夫）的公司正在考虑开发一种保健奶昔。米格尔把她引荐给了我，这改变了我的人生轨迹。伊莎贝尔和卡尔想要开发一种高端的、真材实料的超级食物——代餐奶昔，就连我这样一个对纯粹、健康的食材狂热的家伙，也会选择的奶昔。他们想让我开发这样一种奶昔（但这样的奶昔在当时是不存在的），然后将它推向市场。经过两年的努力，配方调制好了。2008 年，我们推出了一款代餐粉。如今，成千上万的人每天因它而受益。

寻觅超级食物的旅程把我带到了世界各地。我每年要进行三四次长途旅行，一次去一个地区。有时，目的地有我的联络人，有时我只是根据一点信息和直觉，选择某个地方。我读了很多科学论文，见了不少致力于健康研究的学术研究人员和临床专家。我与世界各地的土著农民、治疗师会面并合作，他们会用草药和植物来改善人们的健康。

我没有去找一个会大批量地卖给我原料的供应商，而是直接寻根问源。从一开始，我就决定采取这样的方式。首先，我想知道关于一种植物的一切，包括它们如何生长、在哪里生长、谁种植和收获它们。在我知道什么是公平交易之前，这就是我对公平交易的理解。我想确保每个人都能做一笔好买卖。我知道，如果我从加工者或批发商那儿获得原料，那么种植者就有可能遭到欺压。我想帮忙改善那些人的生活，是他们为我们提供了食物。如果他们的生活条件改善了，他们就会成为更优秀的商业伙伴。我想真正参与到这场交易中。如果不曾骑着牦牛到种植地去看看，就无法真正了解产品。你可以从很多渠道购买棕榈油，但这些渠道大多和猩猩栖息地的破坏、猩猩的死亡脱不了干系。我不想要那样的棕榈油。我们完全可以在不伤害人畜的前提下获得棕榈油。

每次为了寻找新的食材而出行时，我都能发现让我意想不到的新药草，或者发现某种药草有让我无法想象的新功效。有时科学家会告诉我一些我不知道的事情。

我的特长是我总会出现，我有行动上瘾症。有一次，我听说了辣木的好处，这种树木生长在塞内加尔等地。我在那里有个联络人，虽然我们只说过一次话，我对他还不太了解，但我觉得他人挺不错，而且我已经对那种树木和那个地区做了一些功课，所以我就兴冲冲地出发了。我没有白跑这一趟——辣木叶的维生素 C 含量是橘子的 7 倍、钙含量是牛奶的 4 倍、蛋白质含量是牛奶的 2 倍、维生素 A 含量是胡萝卜的 4 倍、钾含量是香蕉的 3 倍，其中还含有大量强效的抗氧化剂。它有一个绰号叫"维生素树"。

辣木在亚热带地区很容易种植，但很难加工，所以发展中国家的人们普遍会种植辣木，并食用新鲜或烹饪过的辣木叶。在那些人们买不起昂贵药品的地方，辣木能让人们保持健康。塞内加尔人称它为"不死树"，因为它拥有强大的治愈力。

如果能明智、小心地处理这种食材，我们就可以尽量地保存它的优点。采摘后尽快将其洗净，并放在阴凉处风干，以保留其营养和抗氧化物质，然后尽快将其磨成粉末。了解每一种食物的属性，弄清怎样加工最好，这是非常必要的。没有一种处理方式适用于所有食材。按我们的方式进行加工挺费事的，成本也高。但为了保存食物内的营养，该怎么做就得怎么做。如果你在乎质量，那就别无他法。

在做其他一切事之前，首先得找到一种公平的方式来架构市场。大多数的时候，谈判会在村子里的篝火旁进行，只有我和部落首领们参加。当听到我感兴趣时，他们会很高兴，但有时并没那么顺利。首先你得了解一下他们的做法、他们如何看待这种植物，然后才能想办法获得食材。现在，我仍然在塞内加尔的一些农村地区奔走，与当地人合作，以求创建公平的贸易，刺激当地的经济，种植并加工全球最好的辣木。

猴面包树是我在西非的另一大发现。它生长在野外，当地人认为这种树木是神圣的。他们认为这种树承载着逝者的灵魂。猴面包树能长出一种富含大量营养的神奇果实。没人种植这种树木，因此需要当地人帮我去森林里采摘这些果实。

　　为了保证稳定的供应量，我得与 3 个村庄的人谈生意。在我们聊天时，我问了他们饮用水供应的问题。在世界上的一些贫困地区，这往往是一个问题，他们说他们需要一些帮助。后来我通过一个国际组织给他们送来了滤水器，因此，他们很乐意和我做生意。如果你的目的不仅仅是索取，你还愿意帮助贸易伙伴，那么你就真正实现了双赢和公平交换。

　　这样的一天成果惊人，我为当地人提供了淡水，改善了他们的生活，交易还可以推动当地的经济发展。他们不需要很多钱，也不需要很多东西，但如果你帮助他们做出一些关乎生计的重大改变，他们也会帮助你。一起为全世界的人们带来了健康的食物。但为了达到这一目的，为了和那些当地人交流上几小时，可能得在路上花几百小时，坐飞机、在土路上颠簸，有时甚至要花几年的时间才能达到目标。但这是唯一的方法。直到今天，我仍然在直接参与非洲本土超级食物的开发，比如辣木和其他食物，所有这些都始于我对一种食物产生了兴趣，并付诸了行动。

　　我从印度回来后，人们问我，泰姬陵怎么样？我说我没去成。为了在某个农场中停留 1 小时，我坐了 25 小时的车。我去那儿寻找自然环境中的植物。我不想和代理商或加工商做交易。我想亲眼看看那些植物怎么生长，我想知道它们的一切，了解它们与当地文化的密切关系，可以说当地的文化孕育了它们。当地农民和我们团队能以一种负责任的方式帮助创造一个更健康的世界，让我感到欣慰——这可比砍伐树木或将土地卖给采矿公司好多了。但我这么做主要是出于绝对的敬畏，新食材、新文化和那些特别的人，会让我大开眼界。

　　我和动物也有一些有趣的经历。

　　我曾在澳大利亚东北部的热带雨林里住过一些日子，在遍地都是野猪和毒蛇的世界中，寻觅卡卡杜李、菠萝蜜、火龙果、可可豆和其他生长在那里的超级食物。为了换换环境，有一次，我住进了一家很不错的酒店。一天晚上，我走在通向我房间的小路上，有点心不在焉。突然，我抬头一看，发现一条巨大的科莫多巨蜥挡住了我的去路。它和我一样大，可能也一样重。我当时都不知道那是什么动物，一开始我还以为是一条长相怪异的短吻鳄。后来我才知道，被科莫多巨蜥咬上一口，很可能意味着死亡。我们对视了一会儿，然后它转过身去走开了。我想等它离开后再回去。

对我来说，这就是上了一天班。我的兴趣变成了我的事业，这就是我现在的工作。当你开始问自己："有什么东西是我的身体需要，却没有得到的？"问题就会不断涌现。我了解得越多，想知道的就越多。

◑ 哪些超级食物适合你？

当然了，人们总是问我，他们应该吃哪些超级食物。这个问题的答案和地域有关。

但答案远非如此简单。

首先，我们需要了解超级食物的正确使用方法。超级食物只是弥补缺陷的一种方式，不是万能药，介于正常摄入的食物与营养补充剂、药物之间。没有人会清晨起来就吃一大碗枸杞干（好吧，可能有一些人会吃！）。但如果把甜甜圈和含糖的加工谷物作为早餐，然后指望大吃特吃超级食品能解决一切问题，那就指望错了。

这些强效的食物应该成为我们日常饮食的一部分。但首先我们需要了解它们的用途，并根据我们的需要摄入它们。

例如，每个人都需要摄入维生素 C。以前人体能够自己制造维生素 C，但现在我们失去了这种能力，因为蔬果中富含维生素 C，但我们吃得太少。但事实是，现在很少有人能从食物中获得充足的维生素 C 了。

许多人依赖在药店购买的补充剂——某种分离出抗坏血酸的药片或胶囊。但有些超级食物含有高得令人难以置信的维生素 C，而且我们的身体能快速吸收它。卡姆果（Camu camu）是一种红紫色的、形似樱桃的水果，生长在亚马孙雨林中。它是含维生素 C 最多的天然水果之一。通常情况下，其粉末中的 10%～20% 都是天然维生素 C，而且它比单独的抗坏血酸更有效。

前面说过，辣木叶含有的维生素 C 是橙子的 7 倍，还含有高水平的抗氧化物质和其他营养物质。大自然中还有很多其他的维生素 C 来源。维生素 C 能增强我们抵御疾病的能力，是不可或缺的。超级食物为我们提供无法再从日常饮食中获得的高密度营养，这就是它们的功效。

在"四号生命力量：碱化作用"中，我们将谈到保持弱碱性人体内环境的重要性，以及补充适当营养来帮助我们实现这一目标的方法。同样，一些超级食物能碱化我们的身体，并以一种人体能够接受的形式提供大量矿物质和电解质，这些食物包括：小球藻、螺旋藻、蓝绿藻和海洋浮游植物等。你不需要给自己准备一大盘这样的食物，但可以将它们制成稳定的、脱水的粉末，或制成可以添加到思慕雪或奶昔中的添加剂。

新的科学仍在以各种方式证明，慢性炎症会损害我们的组织并缩短我们的寿命。作为一种有效的消炎药和一种有治疗力量的物质，姜黄已被使用了数千年。我把它和蜂蜜、杏仁奶或椰奶混合，调成糊状，每天吃几汤匙。很简单，我把它和正在吃的东西混在一起吃下。姜黄是一种强效解毒剂，但摄入太多会导致肝脏组织过热、过干。因此，必须用蜂蜜、甘草或小豆蔻来中和。否则，长期食用姜黄会有一点刺激。通过暂时不吃某些食物、换吃新的食物来循环利用各种食材，这是一条不错的准则。这一点都不复杂。你可以先吃一段时间的红色食物，然后换吃黄色或紫色的食物。

凤梨似乎不像是能量食物，但凤梨中所含的酶——凤梨蛋白消化酵素（bromalin）——是一种抗炎物质。在保健食品店常见的别的全身酶——如木瓜蛋白酶和蛋白酶，也很有抗炎功效。

运动实际上会造成轻微的肌肉撕裂，从而导致炎症。我非常喜欢喝新鲜或新鲜冷冻的椰汁或椰奶，以补充必要的糖分和电解质、矿物质，帮助我快速康复，来应对这种运动损伤。我还会添加一些浸泡过的奇亚籽以获取脂肪和蛋白质，或者吃豌豆、糙米和辣木等食物，它们所含的植物蛋白能碱化组织并修复氨基酸。

本书中多次提到了压力对人的身体、情感和内环境的有害影响。我们的身体会对此做出反应——释放皮质醇，从长远来看，这是有害的。我们可以通过食用人参、红景天、东革阿里、黄芪、南非醉茄和圣罗勒来持续不断地缓解压力。以这些植物为原材料制成的药片、胶囊、粉末或提取物，效用都不错。

如今，抗抑郁药仍然是最常用的处方药之一，尽管科学界已经证明，营养对我们的精神和情绪状态有很大的影响。我小时候曾与注意力涣散做斗争，后来我克服了这些问题，还帮助了很多人，我太了解大脑功能与饮食之间的关联了。

为了给我们的大脑提供支持，我们要做的第一件事就是抵制精制糖、精制谷物和加工食品，增加水的摄入。我们可以通过可可和蓝绿藻等食物来帮助神经递质，这两种食物都含有大量的天然苯乙胺，可以促进多巴胺分泌，多巴胺是一种让人愉悦的化学物质。这些超级食物中的化合物会像多巴胺一样作用于神经递质受体，没有任何副作用，只会带来可持续的、健康的平衡和益处。这是多么棒啊！

慢性疲劳通常是过度刺激肾上腺的行为造成的。我们通常的反应是喝咖啡、苏打水和能量饮料等刺激性饮料，这只会让情况更糟。一些“适应原草药”能平衡、支持和修复人体，增强我们的抗压能力。黄芪、东革阿里、人参、冬虫夏草、玛卡、红景天和南非醉茄都有效，吃枸杞或喝绿茶也有效。

如果你想获得足够的维生素 D，可以尝试多晒晒太阳。这是获得这种重要营养物质的最佳方法。不过请记住，防晒霜会阻止健康的太阳光线进入人体。所以我们出门时不要涂抹防晒霜，同时还要提防晒伤。然而，你可能需要补充一点维生素 D，这取决于你住在哪里，或你在户外的时间有多长。

市场上有大量的维生素 D 补充剂，在冬季，这可能是必需的。浮游植物中也含有维生素 D。暴露在紫外线下的菌菇可以提供维生素 D，但商店中售卖的很多菌菇则不能。你可以去购买这些菌菇，然后将它们暴露在紫外线下——这可能需要你付出比想象中更多的劳动；或者，你也可以寻找以暴露在光线下的菌菇品种为原材料制成的补充剂。这些信息通常可以在标签上找到。

ω-3 脂肪酸对人体健康非常重要。很多人通过鱼油补充它，但我们必须问问自己：那些鱼吃什么？从新鲜磨碎的亚麻籽（可用磨咖啡豆机器磨）、奇亚籽或藻类补充剂中获取 ω-3 更安全、更健康。你也可以从印加果油中获得它们，这是一种来自秘鲁亚马孙的神奇植物。

最近我读到一项研究，该研究发现，每天吃一茶匙现磨亚麻籽的女性患乳腺癌的概率显著降低。它对经期乳房疼痛的女性也有帮助。如此少量的种子粉末，却能产生如此大的影响。这就是超级食物的功效。

事实上，很多超级食物都可以做成粉状的，因此，思慕雪和奶昔是健康饮食的重要组成部分。将超级食物的粉末添加到莓果、绿色蔬菜、水、果汁或酸奶、开菲尔等发酵乳制品中，会让它们更易食用。因此，如果你真正采纳我的建议，你可能需要一台高质量的搅拌机。

和补充剂一样，你很难知道哪些产品物有所值、哪些产品没有真正兑现承诺。如果不使用 DNA 指纹图谱技术，你就无法知道你获得的是什么。我能提供的唯一建议是：找到几家有道德、坚持供应纯净不掺假产品的良心公司。我在附录中提供了一份超级食品来源指南，列出了一些销售干净、健康食品的公司。你可以从那里开始探索。

任务清单

- 多吃营养密集的超级食物，这些食物能提供高水平的有益化合物，帮助身体修复、让你充满活力。

- 如果可能的话，吃真正的食物，而不是一些用实验室制造的维生素或矿物质做成的营养药丸。最好从辣木叶粉或卡姆果中获取维生素C。超级食物能提供纯净、优质、容易吸收、不含垃圾的营养物质，这就是它们的美妙之处。

- 只从那些尊重食物的种植者、土壤和食物来源的公司购买超级食物。如果你见过足够多的品牌和标签，你就能辨别哪些公司真的在提供干净、健康、讲道德的产品，而哪些公司只不过把超级食物当作商店货架上的又一种商品而已。

- 像享用任何其他食物一样享用超级食物，而不是把它们作为你饮食中的怪异补充物。枸杞很美味，我吃枸杞就像有的人吃爆米花或巧克力豆一样，只因它恰好为人体提供了需要的"药"。

9. 四号生命力量：碱化作用
用饮食为酸碱平衡助力

如果你初中上过化学课，你可能见过这个词：pH。

它们指的是任何给定物质中所含氢的潜在能量。石蕊试纸能告诉你和其他孩子，该如何测 pH。这个数字显示了我们所测的任何物质中酸度和碱度的平衡情况。氢越多，酸性越强，则 pH 越低。

我们都了解酸，酸会分解物质，具有腐蚀性、让皮肤产生灼热感。但是"碱化作用"这个概念很难想象。和营养物质、水合作用或氧合作用不同，我们对这个概念没什么印象。

碱化作用在五大生命力量中最不为人所知。即使问一个有健康意识的人，你的酸碱平衡如何？你会看到他茫然的眼神。问你的医生，结果可能也一样。

我们的身体非常了解酸碱问题，即使我们对此并不了解。两者之间的平衡对我们的健康至关重要。但这不是一种静止的状态，它会随着人体和环境的变化而起伏。人体知道如何去做一些意识思维无法做到的事情，这便是其中一个例子。

始终别忘了这一点：我们健康的各个方面都依赖于我们保持适当的内部环境。由于诸多原因，现在要做到这一点，似乎比以前更难了。

◑ 为什么酸性太强会危害我们？

最重要的一点是：从总体上说，人体都是弱碱性的。

这有很多原因。我们体内的蛋白质只有在特定的 pH 下（弱碱性环境）才能正常运作。酶是一种特殊的蛋白质，它对酸性也很敏感。过酸的环境会抑制酶的作用，而这将对我们身体的每一物、每一处、每一层面产生负面影响，正如我们在"一号生命力量：营养物质"中提到的那样。它会损害人体代谢食物的能力，从而使我们体内的酸性更强，带来不健康的连锁反应。

当我们的组织和细胞膜酸化时，它们会受到刺激、发炎。实际上，无论是看起来和摸起来，它们都不一样了，变得硬邦邦的，呈现病态。

相反，碱对我们身体产生的是一种舒缓的作用。当我们的身体呈碱性的时候，我们的组织含有更多的氧气，这支持了所有的细胞功能，包括清除毒素、有害微生物和代谢碎片的能力。

之前我们提到过奥托·瓦尔伯格博士，这位德国科学家因发现低氧和癌症之间的关联而获得了 1931 年的诺贝尔医学奖。他发现，癌细胞总是呈高度酸性的，癌症实际上会让我们的身体酸化。科学仍在试图弄清癌症和酸性之间的关联，但毫无疑问两者肯定是相关的。所以你明白，我们体内有太多的酸，可能不是什么好事。

pH 的范围从 0 ～ 14。既非酸亦非碱的中性是 7，正好是中间值。但这个刻度是对数级的，不是算术级的，这是一个重要的区别。意思是，每一个整数刻度值不是比旁边的整数刻度值多一或少一，而是 10 倍或 $1/_{10}$。所以，pH 为 5 的物质酸度是 pH 为 6 的物质的 10 倍，是 pH 为 7 的物质的 100 倍，是 pH 为 8 的物质的 1000 倍。

这里有一个很好的例子。蒸馏水的 pH 为 7，可口可乐的 pH 大约是 2.5。这意味着可乐的酸化程度是蒸馏水的 5 万倍。想象一下苏打汽水中的酸会对我们的内脏产生什么影响。似乎不太妙，对吧。

人体的最佳 pH 因组织或体液而异。例如，血液的 pH 必须在 7.35 到 7.45 之间，这是弱碱性。如果血液的 pH 低于 6.8 或高于 7.8，我们所有的细胞都会停止运作，我们会很快死亡（别担心，这是不会发生的）。肺的正常 pH 大致与血液相同。眼睛的正常 pH 略低，比血液略酸一些，介于 7 到 7.3 之间。胃的 pH 必须在 2 到 3 之间，因为它需要大量的酸来完成溶解、消化食物的工作。如果我们吃了肉类，胃的环境会更酸，因为当胃的 pH 在 0.8 左右时，才能将肉类食物中的动物蛋白适当地分解成氨基酸。

几乎每一个发生在我们体内的生化反应或电活动，包括能量产生、新陈代谢、氧化作用、免疫系统反应，都有酸化作用。但当酸碱平衡发生变化时，即使是很小的变化，我们的身体也会自动将 pH 调回正常水平。这种能力更证明了碱性对我们的生存是多么重要。

◑ 我们是怎么做的？

我们的肺是人体碱化机制的组成部分。每次呼气时，我们都在排出二氧化碳中的酸。这是正常细胞代谢的一部分。人体需要降低酸性时，只需略微提高呼吸频率。而我们甚至都没有注意到这样的变化。

我们的皮肤也会起作用。我们的身体将酸推到体表，让它们通过毛孔以汗液的形式排出。（你可能已经注意到，人体处理的几乎总是过高的酸性，很少是过高的碱性，原因我将在后面解释。）如果我们需要除酸，我们的汗水就会变得更酸。同样，我们对此毫无觉察。事实上，我们的皮肤一直是弱酸性的，这可以让皮肤紧密结合成一体，也可以杀死细菌。

我们埋头苦干的肾脏则负责调节总的血液成分，维持人体的酸碱平衡。

它们通过检测我们血液的 pH，然后在血液酸性太强时过滤掉氢离子（或者，当我们血液碱性太强时过滤掉碳酸氢盐）来达到这个目标。此后，酸性物质将通过正常的出口——结肠和膀胱，从我们体内排出。

然而，我们的肾脏有一个天生的局限——它每次只能处理一定数量的血液。如果工作量增加，肾脏也无法加快血液过滤速度。一旦超出肾脏能处理的数量，这些我们不需要的物质就会在血液中继续循环，直到肾脏有时间去处理它们。当然，这是有害的，因为毒素或酸性物质会在我们的血管中一次又一次地传播，每次经过都会给我们带来危害。

致使人体变酸的原因有好几个。1.也许是我们的免疫系统没有正常工作，没有完成它们应该做的清除毒素或有害细菌的职责。2.或者是因为我们体内的水分不足，所以没有把代谢碎片和其他正常的细胞残留物带走。刊登在《欧洲临床营养学期刊》上的一项研究指出，即使是轻微的脱水也会导致肾脏发生变化，包括肾脏酸中毒（指肾脏中的酸度高到危险的程度）。3.如果我们的组织没有得到足够的氧气，我们的身体可能会变得更酸，甚至情绪的波动也会起作用，释放出令人体酸化的应激激素。4.不健康的人际关系和消极的自我认知会产生某些心智模式。心理因素也会像那些生理因素一样影响我们。我们的心理状态如何，我们的生理状态就如何。5.罪魁祸首还可能是不良饮食。食物不是碱化就是酸化我们的人体内环境。我们吃的食物一旦代谢，就会留下酸性或碱性的灰分。一篇发表在《营养与代谢》上的题为《论饮食导致的酸中毒和癌症之间的关系》的文章写道：“摄入动物性蛋白质、盐分较多，而摄入水果和蔬菜较少的饮食，会引起酸化（形成酸性物质的），可以导致亚临床或轻度的代谢性酸中毒。”根据《美国临床营养学杂志》上发表的《西方饮食的起源与演变：对 21 世纪的健康影响》：“食用标准美国式饮食的健康成年人会出现慢性、轻度的致病性代谢酸中毒，随着年龄增长、肾功能下降，他们的病情会逐渐加重。”

在大多数情况下，我们应该大量食用有碱化作用的食物，比如新鲜的绿叶和色彩鲜艳的蔬菜、牛油果、杏仁及橄榄油等新鲜的冷榨油。生蔬菜的碱化作用很强。虽然新鲜的柠檬和酸橙本身是酸性的，但它们对人体也有碱化作用。

同样，我们应该完全避免进食或只能适量进食的食物是：精制糖、肉、鱼、其他动物性食物和动物脂肪、加工食品、精制谷物、咖啡添加剂、调味剂、色素，这些食物的酸化作用都很强。酸化作用强是标准美国饮食的一个特征。

当然，也有例外：一些健康食品，包括兵豆和花生在内的大多数豆类，都有轻微的酸化作用；各种蛋白质（甚至植物蛋白）和全谷物也会温和地酸化人体；许多坚果和种子也是如此；甚至还有一些必要的、有益的矿物质也会酸化人体，比如硫、碘和磷。

但植物性食物含有的"弱酸"，人体通过呼吸作用就能很轻易地中和它们。此外，有助于消除酸化作用的碱化矿物质，如钾通常会伴随植物蛋白出现。

动物蛋白含有的"强酸"，如尿酸、硫酸和磷酸，都是人体不太容易处理的。尿酸会在关节聚集并结晶，是痛风的病因。痛风是一种痛苦的疾病。以前，只有少数有钱经常吃肉的人才会患这种病。

如果摄入过多的动物蛋白，随着时间的推移，我们的肾脏只能求助肝脏来处理强酸，而肝脏则是通过分泌氨这种强碱性的物质来帮忙。虽然氨能很好地中和酸，但它对我们的组织不是很友好。从长远来看，过多的氨会导致肝囊肿、肝硬化、酸中毒。

那么，水跟酸碱度有什么关系呢？水静止的时候是有碱化作用的，但任何起泡的饮料都是有酸化作用的，因为碳酸会产生气泡，因此才有 carbonated（碳酸的、气泡的）这个词。饮料中的糖会增强酸化效果。刊登在《韩国重症监护医学杂志》上的一项研究证实了这一点。该研究发现，血糖水平最高的受试者出现代谢性酸中毒的概率"明显更高"；"这些发现表明，血糖水平会影响酸碱平衡。"

那氧气呢？它是有碱化作用的。即使在细胞层面上，氧气和碱度也是密切相关的。碱性环境总是富氧的，反之亦然。

运动呢？既不是酸性的，也不是碱性的。但运动对人体有碱化、有益的影响。然而，太少或太多的运动都可能导致身体酸化。剧烈运动会产生乳酸，乳酸随后会被呼吸作用代谢、中和。乳酸会引起灼烧和疼痛，因为这是酸质。但这完全是正常的——这就是我们的身体应该做的工作。从各方面来看，运动太少都是不利健康的。

睡眠不足和忧虑过多也会给我们的细胞带来压力，导致人体酸化。如果你想吃一大块多汁的牛排，那就去吃。纠结只会让事情变得更糟，这才是重点。有时，我们会吃不健康的东西，然后为此后悔、倍感自责。如果我们吞下了整整一包奥利奥饼干，再因此而责备自己，我们的羞耻感和食物的有害效应会结伴同行，导致更多的酸化作用。

尼古丁和咖啡因有酸化作用，酒精也是如此，毒品也会导致人体酸化，而处方药和非处方药更糟。你可能已经开始发现其中的规律了。

我们的生命本身是在酸化的，至少现在是这样。我在前面说过，我们的身体通常需要做点什么，才能让我们保持弱碱性，这就是原因。想想我们接触到的各种化学物质，各种污染物、毒素和刺激物，从具有轻微刺激性的到致命的都有。我们呼吸的空气，我们穿的织物、接触的各种化学清洁剂，我们不知道我们从环境中吸收了什么，但它们都导致了生命整体的酸化。

丙二醇就是一个很好的例子。它是一种工业化学物质，用于制造食品防腐剂和牙膏、洗发水、卷烟、药品等各种东西中的人工香料。它几乎无处不在。美国疾病控制中心称丙二醇"会受到氧化作用的影响，转化为乳酸和丙酮酸。而一定量的乳酸和丙酮酸会导致代谢性酸中毒。"

人们已经发现，汽油、柴油、天然气、燃油和煤炭排放的废气会影响肺部，导致呼吸问题，其中有一种被称为"呼吸性酸中毒"的问题，是肺组织酸性过强引起的。

最后，看看海洋中的情况如何。污染使海洋缺氧，导致海洋变得更酸，海洋中的有益藻类和其他植物发生窒息。同样的事情也会在我们的体内发生。现在让我们的身体保持碱性，比以往任何时候都更困难，这就是原因。

胃酸倒流致使喉咙灼痛，就是酸性太强给人带来的一种常见体验。很多人的应对之法就是吞下一些抗胃酸咀嚼片或抗酸剂，他们想，忍忍就过去了。这可不是个好主意。我们的消化道在试图告诉我们一件事——我们吃下的酸化食品太多了。我们不去改变我们的饮食，反而去服用中和剂（这两种产品的主要成分是钙，一种碱性矿物质）。这些药物会直接进入胃中，而胃需要的是高水平的适当酸质才能消化食物。我们的坏习惯再次让我们的身体难以去做它们该做的事。

◑ 慢性酸化的危险

请记住，我们需要一定的酸性才能生存。我们不打算完全禁酸。酸不是毒素，也不是有害物质。我们只是试图找到一种平衡，有时，这是最有挑战性的事情。

正如我之前提到的，我们血液中的酸碱平衡极其重要。幸运的是，即使我们的饮食和习惯不太理想，我们的身体也不会允许 pH 进入危险区域。但为了保持适当的 pH，我们的身体有时不得不采取一些紧急措施，长此以往，这些措施会给我们造成危害。

如果我们的酸度高得让身体无法去平衡它了，会发生什么呢？

什么都不会发生。

我们什么都不会觉察到，至少一开始没有。

因为即使肾脏无法正常调节酸碱平衡，我们的备用系统也早就在待命了。

我们体内的钙、钠、镁和其他矿物质都是强碱性的。如果我们的身体变得太酸，我们只需要提取一些矿物质，把它们运送到需要的地方去缓冲酸性物质即可。如果肾脏发现血液 pH 降低，就会自动找到需要的矿物质，去解决这个问题。碱与酸发生化学反应，生成一种中性盐，然后安全地将这种中性盐消除。又一个奇迹在我们身体不知不觉中发生了。当身体过度酸化时，马上会发生碱化反应。

如果我们的身体如此擅长维持酸碱平衡，那我们为什么还要操心这个问题呢？

原因请看下面。从人体组织中提取矿物质缓冲酸，只是一种偶尔为之的后备措施，这样的紧急征用并不是一种常态。当这种缓冲成为每天都会发生的事时，我们消耗矿物质的速度就会比补充矿物质的速度更快，这就带来了麻烦。本书中多次提到了这样一种现象：我们的身体善于适应不利的环境，但这些适应性调整在帮助我们的同时，有时也会伤害我们。

钙是人体中含量最高的矿物质，主要分布在我们的骨骼和牙齿中；钠和钾可以在我们细胞间的组织间液中找到；镁能在我们的肌肉中找到。

当我们的身体太酸时，我们的缓冲后援系统就会求助于这些矿物质，首先会使用钙。这种矿物质在我们体内大量存在，如果我们用少量的钙来缓冲酸性，是没有问题的，如果我们能在日常饮食中摄入钙足够多的话。

然而，如果缓冲变成了一种恒定的消耗，我们的钙质就会被慢慢耗尽。为了对付过量的酸质，我们的身体就需要更多的钙，这也是需要缓冲的另一个迹象。这是一种有效的响应，但随着时间的推移，这也会成为压力的来源。结果可想而知。

在英国《营养学会会刊》刊登的文章《酸碱平衡对骨细胞功能的调节》中，尤尔根·弗尔曼（Jürgen Vormann）和托马斯·戈得克（Thomas Goedecke）报告："自20世纪初以来，人类已经知道全身性酸中毒会导致骨骼损耗。"他俩还写道："过去人们认为，没得重病的人体内进行 pH 调节是理所当然的，而生物体所需的缓冲能力几乎是用之不竭的。但现在，由于缓冲矿物质储备量逐渐减少而引起的潜隐性酸中毒，日益成为骨质疏松和类风湿等慢性疾病出现、加重的原因。"

换句话说，我们消耗了大量矿物质，因此患上了严重的疾病。

过度的酸性不光会消耗我们的骨骼。一项长期研究发现，食用酸性食物的老年人会比食用碱性素食的老年人失去更多的肌肉。过酸意味着肌肉损失。而随着年龄的增长，我们需要尽可能多的肌肉组织来保持力量，维持健康。

在我们使用钠和钾作为缓冲物时，细胞周围的环境就变得更糟了。这些矿物质是人体履行其他重要功能所必需的，比如调节心跳、测定人体内水分含量、形成电信号。当我们从肌肉中消耗镁元素时，就会出现痉挛，受伤后的康复时间也会拖长。即使我们的身体在努力维持正常的 pH，损害也已经造成了。如果今天我们没有获得足量的必需矿物质，未来我们就容易患上慢性疾病和使人衰弱的重大疾病。

酸中毒的各种征兆，包括疲劳乏力、精神不振、情绪低落、头痛、抽筋、消化不良、胃灼热、皮肤和头发干燥、手脚冰凉，这些也是大家都在坚强忍受着的常见小病小痛，所有人都以为，这是没有办法的事情，成年人的生活就是这样的，不是吗？

错。这不是小问题，而且也不正常。很多人都在抱怨同样的问题，但这并不意味着这些病痛是可以接受的，更不用说不可避免了。这些都是人体内环境过度酸化的迹象，可能意味着我们正在走向灾难。

但是，等等！健康食品店的货架上摆满了钙质补充剂。超市里有很多"强化"钙质的食品。我们可以通过它们补充这种矿物质，对吗？

老实说，不对。这里有一个有趣的例子，足以说明为什么营养补充剂并不能像我们希望的那样，能解决一切问题。最近的一项研究测量了钙质补充剂对骨质疏松症患者恢复钙质的效果。测试显示，这些患者吸收了一些钙质，但不足以产生影响。研究发现，多吃富含矿物质的蔬菜能更好地防止钙质流失。乱吃垃圾食品，任它们破坏我们的身体组织，然后指望吞粒药丸就能转危为安，这是行不通的。从全食物中提取矿物质，会使其脱离自然状态，而制成的钙质补充剂，会带来新的问题——让人体多了一样需要代谢的东西。

钙质补充剂并不能拯救我们。

美国卫生与公众服务部下属的美国预防工作小组的研究人员在回顾了现有研究后，发布了一项建议，反对通过每天补充钙质的办法来预防绝经后妇女骨折。根据刊登在《美国临床营养学杂志》上的一项研究，在对 36 000 多名绝经后妇女进行调查后发现，补钙会引起尿道结石增多。

科学再一次证明，通过食用全食物来获取必需营养物质是明智的。与药物治疗不同，全食物对疾病预防是 100% 有效的，而且没有任何有害的副作用。

实际上，我们可以用一种食物来平衡另一种食物带来的影响。人们发现，3 份碱化食物可以平衡 1 份酸化食物。这就是"餐盘的至少 ¾ 应放蔬菜，¼ 放其他食物"这一经验法则的理论基础。当我们摄入碱性食物时，我们就是吃能让人体各系统保持正常运转的食物。

我们的身体能自动调节酸碱平衡，并不需要我们给予什么帮助。但我们需要尽自己的职责，帮助维持一个弱碱性的人体内环境，以给我们的酸碱缓冲系统提供支持，并防止它消耗矿物质，这些矿物质别有用处。

这和一切都有关系：和我们早上一醒来就喝 2 杯咖啡有关系，在我们给身体提供其他物质之前，先给它一波酸质；和每天在通勤公路上与其他上班族"大作战"有关系，这给我们带来了极大的压力，并使酸度继续增强；和我们坐在办公椅上八九小时不动、在电脑前弯腰驼背一整天有关系；和我们午饭吃下的芝士汉堡和含糖饮料（甚至无糖的餐食）有关系；和下班时再次体验"通勤焦虑"有关系；和高动物蛋白或精制谷物（面食或比萨）为主的饮食有关系。随后，也许我们会喝一两杯酒放松一下，然后惬意地瘫倒在沙发上，最后吃点治头痛的药，吃点治高胆固醇和高血压的药，然后吃一片安眠药上床睡觉。酸碱度和这一切都脱不了干系。

酸化事件一个接一个地来了。我们吃了一个苹果、一份沙拉和一些西蓝花，还和孩子们打了一会儿篮球。但这些足以支持身体进行酸碱平衡吗？你和我一样知道答案是什么。

所以我们消耗了更多的矿物质储备，却没有补充它们。我们强迫我们的肾脏和肝脏更卖力地干活。我们让血管和组织浸泡在有害的、过多的酸质中。

现在，让我们把这样的生活乘以无数个日夜，乘以周、月、年……

让身体酸化，变得不健康，还是创造人体需要的弱碱性环境，为自己提供一个强大而美好的躯体来伴随我们度过一生——这取决于我们自己。

这个例子完美地说明了，我们的医药文化是如何让我们失望透顶的。瓦尔伯格博士是在多久前发现酸性和癌症之间的关联的？是在 80 多年前。而且这好像不是什么秘密——他曾凭借这一发现获得诺贝尔奖！医学界早就知道，任何疾病、细菌或病毒都无法在碱性环境中发展兴盛。但不知为何，科学家们却没能让我们明白这一点。

无论如何，没有必要为过去哭泣。现在我们能做些什么来帮助维持酸碱平衡呢？

正如前面所说，我们的身体完全依靠自己来管理这一切。但我们可以让其他四大生命力量来帮忙。

我们已经说过营养在恢复矿物质方面的重要作用。通常情况下，由于缓冲过程而失去大部分矿物质的人，正是那些需要最好营养却没有得到的人。我想可以这么说，如果你一定要乱吃乱喝，你最好也吃一些好的东西进行弥补。如果你仍在摄入咖啡因和酒精，你应该吃大量生的绿叶蔬菜。

在本书末尾，你会发现一份清单，上面列出了碱化作用和酸化作用最强的食物，还有一份含矿物质最多的食物清单。这是一个好的开始。我们需要创造性地改变我们的饮食方式——我们想吃所有我们爱吃的东西，否则我们为什么要吃东西呢？

运动会给我们的身体带来大量氧气，也会迫使我们喝下大量的水，这两者都有碱化作用。最后，尽我们所能来支持我们的免疫系统，这样做至少可以让我们的细胞不必再去清除垃圾——它们要清除的垃圾已经够多的了。

任务清单

- 食用富含矿物质的植物性食物, 远离垃圾食品, 让人体内环境保持弱碱性。我们的身体知道如何维持适当的酸碱平衡, 我们可以通过健康的饮食来帮助它。

- 每天多吃一些生的食物。烹饪会酸化我们的食物。

- 设法消除 (至少减少) 每天的心理冲突。情绪压力还会促使皮质醇和其他压力激素的释放, 从而酸化我们的组织。和那些能激励你、逗你笑的人在一起。把你生活中发生的事情诚实地说出来。

- 不仅要注意食品标签, 还要注意洗发水、沐浴露和牙膏的成分。其中的工业化学品、防腐剂和添加剂会导致人体代谢性酸中毒。

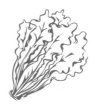

10. 蛋白质 - 脂肪迷思

顾此失彼

蛋白质是一样好东西。

它负责许多重要的工作：塑造肌肉、器官和结缔组织，并在需要的时候（这常常出现）修复它们；蛋白质也是新陈代谢和消化所必需的；蛋白质有助于抗体的产生，抗体能避免我们死于一直存在于我们周围的传染性病毒细菌；蛋白质有助于产生能量；对身体有保护作用的体表也离不开蛋白质，比如皮肤、头发和指甲。

幸运的是，蛋白质很容易获得。几乎我们吃的所有东西都含有蛋白质。当然，肉、鱼和蛋含有的蛋白质更多，因此我们通常认为，它们是这种营养物质的主要来源。但蔬菜、豆类、谷物、坚果和种子也能提供蛋白质，只是供应量略少。

在我们摄入蛋白质后，人体就会把它分解成我们可以使用的单元——氨基酸。总共有 21 种氨基酸，人体可以制造 12 种氨基酸，还有 9 种必需氨基酸，需要从外部来源（也就是食物中）获得。

在过去的数十万年间，人体对蛋白质的需求并没有太大的变化。但就像其他任何事物一样，营养也有自己的流行趋势。

蛋白质现在很流行。

有段时间我们被告知，如果我们想要保持健康，应该摄入大量的碳水化合物，而不是大量的脂肪或蛋白质。然后有人注意到，肥胖症和其他代谢紊乱患者数量出现了飙升。所以专家们开始重新思考这个问题。他们说："现在开始应该少吃碳水化合物，多吃蛋白质。"

好吧，他们说的在某种意义上是有道理的。我们需要蛋白质，而有的人，尤其是妇女和老年人，可能一直没有摄取足量的蛋白质。增加蛋白质和减少碳水化合物可以更好地控制食欲，这是肯定的。含有蛋白质的动物性食物能填饱肚子。

但这应该是一种平衡。如果没有足够的蛋白质，我们的身体就无法正常运转。但如果摄入蛋白质太多的话，我们就得承担很多其他的风险，包括过量的酸质，这会导致一系列的危险情况发生，就像我们在"四号生命力量：碱化作用"中讨论的那样。

每天我都会看到这样的建议：摄入超过我们所需的、对人体有益的大量蛋白质。实际上，这对我们的身体来说是难以承受的。我们以为，摄入大量蛋白质能让我们更加健康，但随着时间的推移，结果却适得其反，我们的身体因此而变差了。

◑ 过量的蛋白质有什么危害？

氮也是一样好东西。它帮助合成人类所需的蛋白质，而蛋白质能构成人体所有的组织、DNA、酶、激素和其他物质。空气中有氮，但我们不能通过呼吸吸收它。而在我们摄入蛋白质时，我们就能摄取氮。事实上，蛋白质是人体中氮的唯一来源（蛋白质的其他成分是碳和氢）。

当我们摄入过多的蛋白质时，我们会获得比人体所需更多的氮。而我们的身体不能储存氮，所以我们必须排泄它：胰腺分泌酶将其分解，然后肾脏将其转化为尿素，肝脏将其转化为氨，任务完成了。但这些衍生物对我们内脏的腐蚀性，就像它们的名头一样厉害。

过多的蛋白质也会使我们陷入积聚有毒的酮的危险，这会给肾脏带来额外的压力，因为肾脏要负责将这些酮排出体外。这个过程会消耗大量的水，导致细胞脱水，造成更多的困难，正如我们在"二号生命力量：水合作用"中谈到的那样。

根据刊登在《新英格兰医学杂志》上的一项研究："习惯性地摄入过量的食物蛋白质，会对肾功能产生负面影响。"

在我们代谢蛋白质时，会留下酸不溶性灰分。蛋白质就是这样酸化我们的组织的，这就是我们的身体需要矿物质缓冲的原因。1998年，《营养学期刊》刊登了一项关于肉类摄入对骨骼健康影响的研究，该研究发现："不同食物蛋白质的潜在酸负荷有很大的差异，因此，它们的致酸效应也有很大的差异。富含酸不溶性灰分蛋白质的饮食会导致钙的过度流失。"研究人员认为，增加蔬果的摄入，可以减少酸和氨的产生，减少人体内钙的流失。他们得出的结论是："从潜在肾排酸负荷高的食物中摄取过量的膳食蛋白质，会对骨骼产生不利影响，除非通过食用碱性的食物或补充剂进行缓冲。"

因此，蛋白质和它所含的氮都是我们需要的，但过量也会危害我们的健康。令人惊讶的是，这种情况经常发生——如果我们获得了太多对我们有益，甚至必要的东西，也会变成坏事。这一切都和平衡有关。

摄入过量的问题主要是动物性的蛋白质给我们带来的。蔬菜中虽然也含有蛋白质，但你得吃一卡车的羽衣甘蓝才能获得足量的蛋白质。当我们提到蛋白质摄入量达到危险水平时，我们指的几乎总是吃了太多肉、奶制品和蛋。当然，引起问题的不仅仅是蛋白质，还有一些伴随蛋白质而来的物质。

有人说，从人类早期我们就开始吃肉了，说得对。吃肉让我们强壮、健康，我们喜欢肉。那现在我们为什么要担心这个问题呢？

◑ 太多的肉食

如果你关注饮食和营养方面的潮流，你一定知道，阿特金斯计划（Atkins program）鼓励人们多吃肉，想吃多少就吃多少。最近，原始饮食法（Paleo diet）倡导我们像穴居人那样饮食，这意味着摄入大量的动物性蛋白质。他们的理论是：这是我们旧石器时代的祖先吃的东西。从那时到现在，人体并没有多大的进化，所以我们天生要吃这些东西。

现在，人们爱吹嘘自己吃了多少蛋白质，好像这是什么荣誉勋章一样。也许他们认为，多吃肉会让他们显得更加强大、更加威武，就像原始人一样。问题是，原始人必须猎到动物、杀死它、把它拖回家，才能吃到肉。过程并不容易，而且得到的肉很少。有时，所有食物都很少。这就是人类进化的环境。原始人是在那样的环境下生活，而不是今天的世界。

还有别忘了，我们的那些祖先只活到了 30 岁左右就寿终正寝了。他们吃东西时并没有什么长远打算，他们更担心能否活到明天，所以他们有什么就吃什么。他们可不能开车去超市买上一大堆新鲜的肉，也不能开车去快餐连锁店，在路边快速补充蛋白质。今天肉类食品极其丰富，我们想买多少都没有问题。而在旧石器时代，按获取动物性蛋白质所需的能量消耗来衡量，动物蛋白是非常昂贵的。原始人必须为之付出汗水、燃烧热量，才能获得热量。谁都不能保证，何年何月他们才能再次吃上肉，原始人也没有冰箱来保存这些食物，将它作为半夜的零食或明天的午餐。如果他们得到了一点肉，就会把肉全部吃光。

画家笔下的国王在吃什么？一大块肉或一个硕大的鸡腿。蛋白质等于权力和财富。画家从来不让他们以吃沙拉，甚至吃蔬菜的面目示人。沙拉是给兔子吃的，对吗？事实并非如此。

《科学美国人》最近刊登了一篇题为《人类祖先几乎都是素食者》的文章。作者罗伯·邓恩（Rob Dunn）写道："我们应该选择哪种旧石器时代饮食？ 12 000 年前的那种？ 10 万年前的？ 还是 4 000 万年前的？ 如果你想回归祖先的饮食，也就是说，应该吃我们的祖先在消化道的大部分性能还在进化时吃的食物。我们的祖先那个时候吃得最多的食物是水果、坚果和蔬菜，特别是覆盖着真菌的热带树叶，去吃这些东西就显得很合理了。"

我不认为我们都需要成为素食者，甚至纯素食者才能保持健康。但我们应该留心我们摄入的动物性蛋白质。如果我们限制自己只吃少量的肉食——3～4盎司（85～113 克）无激素、非转基因的，且来自有机牧场的牛肉、猪肉或散养家禽的肉，也许就没什么问题。我们可以每个月吃几次肉——不是按照固定的时间安排，而只在我们身体需要时吃。但我们现在不是这样吃东西的。

我们不再缺肉吃，我们已经达到了这样的状态：有些人一天摄入 3 次动物性蛋白质——早餐吃煎蛋卷，午餐吃三明治，晚餐又以动物蛋白为主。真的有人相信史前的男人、女人和孩子是这样吃东西的吗？

我们从这些肉和鱼中得到了什么？当然是必需氨基酸、铁、一些酶、维生素 B，以及脂肪和鼓鼓的肚子。

这些是好东西。

我们也得到了很多不好的东西——不仅是因为过多的蛋白质增加了酸性，还因为它带来了很多其他有害物质。

农业出现之前的肉类，与我们现在看到的肉完全不同。那时，动物和我们人类一样吃东西——吃它们能找到的任何东西，全是天然的、100% 野生的。

现在肉食供应充足，但肉的营养质量比以往任何时候都低，也远远比不上现代牧场和现代加工业出现前的肉。本来应该喂草的动物，现在在用谷物喂养，因为谷物的价格更便宜。

正因为如此，我们摄入了过多的 ω-6 脂肪酸，而 ω-3 脂肪酸却摄入不足。我们现在吃肉时，吃的是为了增加产量而给动物吃下的激素，吃的是为了降低饲料成本而喂给动物吃的未知垃圾食品。我们正在摄入注射到动物体内或拌入它们食物中的抗生素，这些抗生素能让动物长得更大，并保证它们在被屠宰前一直是健康的。我们在吃肥料、杀虫剂和除草剂，动物饲料的种植，离不开这些东西。我们吃的肉来自那些被圈养在肮脏得令人发指的环境中的动物，因此，几乎可以肯定，一定有人会因为致命的大肠杆菌污染而患病。

也许最糟糕的是，我们也在吃这些动物吃的转基因玉米或其他转基因谷物。这些动物不会活得太久，还不会因为任何潜在的转基因生物副作用而受罪，但我们会。美国健康与环境研究所的研究人员，对喂食转基因大豆和转基因玉米的 168 头猪进行了研究，发现这些猪得重度胃炎的概率是吃非转基因饲料的猪的 2.6 倍。

这就是现在的肉食，甚至与两代人以前的肉食相去甚远。肉是胆固醇的主要来源。当我们食用动物脂肪时，我们的血液明显会变得混浊。科学家们曾经认为，是肉类中所含的饱和脂肪酸导致了大多数健康问题。

但现在我们知道，伴随脂肪而来的细菌也会引起麻烦。

在我们吃肉几小时后，我们的血液中就充满了内毒素，这些有毒物质会触发我们的免疫系统。这些动物产品中的某些物质会使我们的身体做出反应，就像我们遭到了外部入侵者的攻击一样。专家们现在认为，饱和脂肪酸使肠道内壁的渗透性变强，引发肠漏症，之前在"供养另一个我们"中，我们讨论过这个问题。肠漏症会让消化菌溢出我们的肠道（属于它的地方），进入我们的血液（不属于它的地方）。

这些微生物也很顽强。根据 2010 年刊登在《英国营养学杂志》上的一项研究："人体吸收富含脂肪的餐食会引发短暂、轻度的全身炎症反应。我们发现，毒素对普通的烹饪时间和温度、低 pH 和蛋白酶处理（酶代谢）具有高度抗性。"也就是说，毒素很顽强。烹饪对它们没有任何影响，甚至连我们的消化液和酶也无法中和它们。

这就是为什么我们的免疫系统会对动物性食物做出反应，不是刚吃完就做出反应，而是在几小时后。而且这并不限于我们熟悉的"恶棍"——红肉。研究人员在鸡肉、猪肉、奶制品、蛋中也发现了大量的内毒素。研究表明，野味的内毒素水平较低，但仍然存在。

我们的免疫系统会对动物性食物做出反应，这一事实本身就告诉我们，这些食物中含有一些不益健康的东西。现在，想想我们大多数人吃了多少次动物性食物——一日三餐，每天都吃，这样吃了十几年、几十年。记住，动物性食物不仅包括肉类，还包括禽蛋和所有奶制品。每一次进餐都会引发新一轮的炎症，而摆在我们面前的每一盘食物，都会让我们发炎。到了一定时间，就会形成慢性疾病。我们的免疫系统没有喘息的机会，我们的组织总在发炎。这给了人体巨大的压力，会引发更多问题。我会在"营养压力"里细谈这点。

这太可怕了，因为研究人员在不断发现炎症与我们这个时代的标志性疾病（癌症、心脏病、肥胖症、代谢紊乱、骨质疏松、帕金森病、多发性硬化症和肌肉萎缩症等退行性疾病）之间的更多关联。我们怎能不怀疑富含蛋白质的饮食是造成这一切的一大原因呢？

而肠漏症只是冰山一角。

根据 2010 年刊登在《内科医学年鉴》上的一项研究，"基于动物性食物的低碳膳食关联更高的全因死亡率，而基于蔬菜的低碳饮食则关联较低的全因死亡率和心血管疾病死亡率。"

肉类中至少含有 3 种已知的致癌物质。其中一种是被称为胰岛素样生长因子 1（IGF-1）的物质，人们发现，这是一种能导致癌细胞生长的激素，其作用就像往火上浇汽油一样。另外两种是杂环胺和亚硝胺，它们都是肉食烹熟后产生的致癌物。研究人员研究了肉的种类和烹饪方法对杂环胺含量的影响，发现油炸、全熟的肉中杂环胺含量较高，是半熟肉的 3.5 倍。培根的杂环胺含量最高，其次是猪肉、牛肉和鸡肉。

刊登在《癌症流行病学》期刊上的一项研究发现，选择植物性饮食的人，其体内 IGF-1 的循环水平比肉食者低——纯素食者比肉食者和素食者低 13%。该研究的负责人娜奥米·艾伦（Naomi Allen）说："鉴于植物性饮食对 IGF-1 含量的影响，这种饮食可能会降低人类罹患癌症的风险。"

牛排店是热血男儿们最钟爱的进食场所。但研究表明，当人们不再吃肉后，他们的睾丸激素水平会上升。在最近的一项关于食物净化项目的研究中，受试者弃食肉类和奶制品 21 天后，男性的睾丸激素水平平均上升了 30%。我们甚至还会因为吃肉而失去肌肉，但研究人员发现，富含蔬菜和水果且致酸的蛋白质含量低的饮食有助于老年人保有肌肉量。

肉类是我们要求消化系统处理的最具挑战性的食物。将另一个物种的肌肉纤维分解成人体可利用的物质，这是一项艰巨的任务，会带来巨大的代谢压力。如果我们细细咀嚼，能使肉更容易消化吸收。尽管如此，肉在我们胃里停留的时间仍然比其他任何食物都长。如果我们把肉和其他食物，比如蔬菜、面包或谷物，混在一起吃，情况会更糟糕。因为在这种情况下，消化系统的工作重心不是肉食，这意味着肉会滞留在我们的消化系统中更久，并在里面腐烂。（这就是说，如果我们真要吃肉，应该先吃肉，再吃其他食物。）

吃肉会增加人类罹患克罗恩病、肠易激综合征，甚至尿路感染的风险。一项最新研究表明：不用吃鸡肉，只要人类和正被加工或待食用的鸡肉共处一室，就会受到鸡肉中的有害细菌的污染。太吓人了，对吗？肉食中也有寄生虫，我们罹患的许多疾病都与这些寄生虫有关。

问题不仅仅是我们吃了不健康肉。皮尤慈善信托基金会和约翰霍普金斯大学彭博公共卫生学院的一个联合项目的一份报告显示，滥用抗生素正在创造能使动物和人类患病的耐药菌。约翰霍普金斯大学宜居未来研究中心对该研究进行的分析表明："在这种背景下使用的许多药物与人类药物没有什么不同。在食用牲畜工业化生产的大背景下，抗菌药的使用量在不断增加，牲畜的用药量远远超过了人类的用药量。对食用牲畜使用非治疗性抗菌素的问题特别突出，因为长期使用低剂量的抗菌药物会导致耐药菌的进化和激增。"

听起来有食欲吗？这就是我们吃肉时吃下去的东西，甚至不带皮的鸡胸肉也是如此。但你还是可以买到干净肉的，即来自有机牧草饲养、自由放养、饲料中不含激素、抗生素或不掺杂质的牲畜的肉类。但这样的肉非常昂贵，难以找到，大多数人吃不上。这并不是一件坏事——这样我们就不会吃太多了。除此之外，你的唯一选择是：亲手饲养、宰杀牲畜。

肉类还给我们带来了体重问题。据刊登在《美国营养学会期刊》上的一篇文章，研究人员进行了一项历时 8 年的研究，对 10 个欧洲国家的 30 多万人进行了调查，发现日均摄入 250 克传统饲养牲畜的肉类，会导致体重 1 年增加近 1 磅（约 0.45 千克）。研究负责人写道："我们的研究结果表明，研究对象（欧洲）成年后的体重增加与肉类摄入量呈正相关。"

即使从人类学的角度来看，我们作为肉食者的身份也是存疑的。在充满活力的德克萨斯州，《美国心脏病学杂志》的主编、贝勒大学心脏和血管研究所医学主任威廉·C. 罗伯茨（William C. Roberts）认为，从生理上来说，人类并不是肉食者。我们肠道的长度、对来自外界的维生素 C 的需求，以及我们出汗的能力，更接近食植性哺乳动物，而不是食肉性哺乳动物。他说："我认为证据非常清楚。如果你观察食肉动物和食草动物的各种特征，就算你不是天才，你也能看出人类究竟属于哪一种。"

我们的牙齿是扁平的（不是尖锐的）；我们唾液中含有代谢碳水化合物的酶——淀粉酶；与食肉动物不同，我们无法代谢尿酸。这些事实也说明，我们更适合吃植物性食物而不是动物性食物。植物对健康的益处，以及动物性食物对健康有害的证据，只会让选择更清晰。

也许科学家需要研究几年甚至几十年后，才能通过各种方式一劳永逸地证明，长时间食用动物性食物会对我们造成伤害。我宁可先学聪明一点，而不是等待研究结果出来才做改变。我不再吃肉，因为不吃肉让我感觉比以前好。但在我确定之前，我得先试试不吃肉的生活。这真的是底线了：每个人都该尝尝不同的食物，并以全新的方式思考自己的饮食。否则我们怎么能发现对自己最好的食物呢？

多少蛋白质是安全的？

那么，我们能做些什么来避免这些潜在的损害呢？

答案很明显，减少蛋白质的摄入，使其能满足我们的需要即可。不幸的是，关于多少蛋白质有益健康，并没有形成统一的建议。即使是那些值得信赖的营养信息发布方也告诉我们要多吃蛋白质。但蛋白质迟早会来找我们麻烦的。

一些所谓的专家建议，我们每天应从蛋白质中获得所需能量的25%～30%。对大多数人来说，经常性地摄入这么多蛋白质，实在是太多了。你对蛋白质的需求可能上升或下降，具体取决于你的活动量和你吃的其他食物。很多人都没有意识到一个有趣的事实：实际上，人体每天能回收和再利用100～300克蛋白质。然而，人类是在一个缺乏蛋白质的世界中进化的，这提供了更多的证据。据科学家所称，在我们每天摄入的蛋白质中，只有6%左右会被排泄出来，其余的仍在我们体内。我们能得到的蛋白质比我们意识到的要多。

我认为，每磅（1磅约为0.45千克）体重大约应补充0.33克的蛋白质。一个体重150磅（约68千克）的人每天应摄入大约50克的蛋白质。

什么东西中含有50克的蛋白质？牛腱子精肉部分大约有⅓是蛋白质，所以6盎司（约170克）的牛排含有的蛋白质，就能提供一个68千克的人一天所需。一个鸡蛋中含有12.5克蛋白质，所以即使你没有从吃下的其他食物中摄入蛋白质，4个鸡蛋中的蛋白质也足够了。2块4盎司（约113克）的去皮鸡胸肉提供接近50克的蛋白质。2罐金枪鱼可以提供50克左右的蛋白质。

或者，我们可以从非肉食类食物中获取大部分或全部蛋白质，比如蔬菜、豆类、全谷物、坚果、种子和酸奶等一些乳制品。

让我们想象这样的一天，除了其他食物之外，我们还吃了杏仁、鹰嘴豆泥、菠菜、糙米、甘蓝、酸奶、豌豆、黑豆和南瓜子。它们所含的蛋白质量为：1 盎司（约 28 克）杏仁大约含有 6 克，3 盎司（约 85 克）鹰嘴豆泥含有 7.4 克，3 盎司菠菜含有 2.8 克，1 杯 [①] 羽衣甘蓝里含有 2 克，1 杯黑豆中有 14.5 克，1 杯糙米含有 5 克，1 杯豌豆含 7.5 克，1.5 杯南瓜子含 6 克。让我们再添一点营养丰富的藜麦，1 杯煮熟的藜麦中大约含有 8 克。

看，我们一天所需的约 50 克蛋白质，全部来自营养密集、健康天然的全食物。这些食物也能给我们提供很多其他有益的成分，而且代谢压力很小。我们可以列出一份截然不同的食物清单，最终得到的是同等数量的健康蛋白质，而且还不含饱和脂肪酸或其他在肉、鱼、蛋中存在的杂质。

另一种计算方法是：我们总热量中的 10% ～ 15% 应该来自蛋白质。如果我们每天摄入 2000 大卡，就应摄入 200 ～ 300 大卡的蛋白质。

我可以给大家提供一些公式，来精确计算我们一天应该摄入多少蛋白质。现在让我问你一个问题：你真想如此大费周章吗？你需要成为一名数学家兼营养学家，才能计算出保持健康所需摄入的蛋白质的确切数量。为了准备一顿餐食，你得把你将吃的所有食物都称一称重量，然后再查询它的营养价值。

谁想过那样的生活？幸运的是，只要我们从植物性来源中获取大部分甚至全部的蛋白质，我们就不需要这样做。

植物性食物除了含有蛋白质，还有维生素、矿物质、酶、植物营养素和其他有益的化学物质。所以即使蛋白质会酸化我们的身体，其他的物质也会碱化它。我们可以在不破坏酸碱平衡的前提下获得氨基酸。以羽衣甘蓝为例，它的蛋白质含量几乎相当于同等重量的牛排的蛋白质含量，但它总的来说起到碱化作用，因为它含有钙和其他矿物质。

当然，肉的密度要比羽衣甘蓝大得多。28 克牛排的热量与 340 克羽衣甘蓝相当，都为 100 大卡。所以如果你想从蔬菜中获取蛋白质，你需要吃大量的蔬菜。对于那些担心以健康食物为食会饿肚子的人来说，这应该是个好消

---

① 杯是美国的一种测量单位，美制杯被定义为半品脱，约等于 240 毫升。

息。戒了那些有害的食物之后，你就真的得大吃特吃了。

你也许想说："等等，羽衣甘蓝提供的不是完善蛋白质。也就是说，它并不具备我们全部需要从食物中获取的9种必需氨基酸。"这是一个常见的误解。事实上，羽衣甘蓝确实含有9种必需氨基酸，只是其含量没有肉类那么多。

有些蔬菜确实不具备我们需要从食物中获取的全部9种氨基酸。然而，如果我们的饮食包括各种各样的植物性食物（各种蔬菜、坚果、种子和豆类），那么我们就能获得所有的必需氨基酸。反复吃同样4种蔬菜，并用同样的方法加工食物，是不会奏效的。只加一盘西葫芦作为配菜或偶尔来点生菜和番茄沙拉也不行。你必须真正用心打点你的蔬菜。要知道，就连罗马生菜中都含有蛋白质。

此外，植物性食物中含有大量的水分，水分是消化和许多其他目的所需要的。而肉的密度大，它会消耗水分，而不是贡献水分。

那么，我们的免疫系统对植物性食物有什么样的反应呢？事实上，蔬菜和水果含有一些对食用它们的生物（包括人类）有毒的物质。前面我们讨论过这个问题——植物会产生毒素、刺激性物质和其他植物化学物质，防止捕食者过度进食。这是一种生存机制。活着的一切生命体，都希望自己能生存下去。如果我们过量食用某些蔬果，实际上会导致消化不良。这就是为什么我们要吃各种食物的原因，这样能避免我们过多地摄入单一毒素。

尽管如此，我们的细胞仍然认为蔬菜是有营养的、有益健康的、具有生物可利用性的。这就是我们的身体表达自己喜好的方式。

如果我们只吃各种蔬菜、豆类、坚果和种子，我们也能获得足量的蛋白质和所有其他营养物质。如今，在超重成为人类的头号健康困扰之际，植物性饮食计划却要求我们每天吃下大量的食物。事实上，如果我们吃得太少，我们的健康就会受到威胁，而多吃却不会。

我认为，如果我们不是完全不吃肉的话，该考虑减少肉食的摄入。对很多人来说，不吃肉似乎是不可能的。不久以前，我还在每天都吃肉，而且我那时也非常健康。可现在我比以前更努力地锻炼，而且我比以前更健康，而我的饮食中没有任何动物蛋白。

我是一个肌肉发达的家伙，我进行举重训练，锻炼强度很大，所以经常有人问我："你不吃肉、不吃鱼，怎么能摄取足够的蛋白质呢？"其实这很容易。只要吃一些豆类、坚果、菠菜、羽衣甘蓝或藜麦，你就能得到你需要的一切。在你的沙拉中加一些鹰嘴豆、藜麦或南瓜子，你也会获得大量其他的健康营养物质，而不会出现吃肉带来的营养或代谢压力。如果我感到自己需要更多的蛋白质，我不会专门去摄入蛋白质。我会各种东西都多吃一点，这将提供我所需的所有蛋白质。我无须为此而感到压力重重。吃健康的食物，其他的事情交给我们的身体就行了。

牛排含有 32% 的蛋白质，菠菜含 31% 的蛋白质。牛排热量很高，菠菜营养丰富。那么你觉得哪个是更好的选择呢？

我在表 4-1 中列出了一些常见食物的蛋白质含量。（我列的是每 100 克食物所含的蛋白质量）

表 4-1　常见食物的蛋白质含量

食物	蛋白质含量	食物	蛋白质含量
煮鸡蛋	12.5 克	牛油果	2 克
烤榛子	15 克	鹰嘴豆泥	8 克
去皮鸡胸肉	33 克	豆腐	9 克
熟藜麦（生藜麦）	4.4 克（14 克）	一个巨无霸汉堡	12 克
黑豆	近 9 克	花生酱	25 克
兵豆	9 克	糙米	2.5 克
烤杏仁	21 克	带皮的烤红薯	2 克
烤 T 骨牛排，取决于脂肪含量	24~27 克	生菠菜	2.8 克
烤南瓜子	18.5 克		

你明白了吧。我们可以从植物性食物中获得我们所需的全部蛋白质和必需氨基酸。我希望到现在为止，我已经证明了这并不像别人说的那么难。

多年来，我听到很多人说："哦，我也试过吃素，但在我身上行不通。"我总想问问他们："哎呀，你真的努力了吗？"不吃肉并不意味着你就是素食者，不吃肉只会让你营养不良——除非你真的做到了所有健康的素食者必须做的那些事。素食完全有可能是不健康的、没营养的、很糟糕的。你可以吃巧克力夹心饼干、薯片、意大利面和葡萄苏打水，并声称自己是一个素食主义者。人们老是犯这样的错误，然后他们认定，没有肉的生活对他们来说是行不通的。这太疯狂了。我们的身体是最佳的反馈机制。

只是不吃肉和鱼，就能神奇地获得合理的营养，这是不可能的。我们需要花一些精力去采购不同的食材。准备食物需要我们投入更多的时间、精力和思考。我们必须注意我们吃了什么，确保我们得到了所有需要的营养。在蛋白质方面尤其如此。我们得保证餐食中有多样性的绿色蔬菜、豆类和种子。我们再也不能简单地把一大块牛排扔进煎锅，或煎一块鸡胸肉，然后配上一个土豆、一点西蓝花，就称之为一顿饭。将传统意义上的晚餐抛到脑后吧，我们必须对吃进自己嘴里的东西负责，别再"自动驾驶"了。花点时间养成新的习惯，你会发现这其实并不费事，而且你会因此感觉更好。

你得付出努力。对所有的好东西都是如此。

一种饮食风尚引导我们摄入过多的蛋白质，另一种风尚让我们害怕摄入脂肪，好像脂肪是一种有害物质似的，其实它不是。

大多数食物都含有脂肪，甚至植物也含有脂肪。脂肪、蛋白质与碳水化合物，是三大基本营养物质。脂肪是人体每个细胞的重要组成部分，为我们提供必需的脂肪酸。我们必须从食物中获取脂肪酸。脂肪酸对控制炎症、凝结血液和大脑发育很重要。我们大脑的60%是脂肪！如果没有脂肪，我们的身体就不能吸收某些维生素。

脂肪也是能量的源泉。如果我们不摄入脂肪，我们就无法生存。没有比这更重要的了。

或许，我们只是混淆了脂肪和体脂。曾经有段时间，超市的货架上摆满了不健康的食品，比如饼干和其他自称"低脂"或"无脂"的加工食品。我们误以为它们对我们有好处，可以帮助我们控制体重。事实恰恰相反，因为这些产品在去掉脂肪的同时，却添加了糖和其他"垃圾"。我们开始摄入大量的精制碳水化合物，比如面包、意大利面和其他小麦制成的食物，结果造成了胰岛素抵抗、甘油三酯高，甚至更高的体脂。我们对脂肪非理性的恐惧，是不健康的标准美国式饮食存在的一个原因。

我们还被告知，要避免摄入某些脂肪，因为它们会用胆固醇堵塞我们的动脉，从而导致心血管疾病。如今，我们对脂肪和心脏健康的理解正在迅速转变。科学家们发现了越来越多的证据，证明脂肪并不像我们从前认为的那样危险。事实上，科学家现在开始提醒我们，脂肪是健康饮食的必要组成部分。

同样重量的脂肪比蛋白质或碳水化合物含有更高的热量，这是事实。这可能是最让人害怕的。但其实很容易看出，我们真的搞错了一些事，难怪脂肪几乎成了禁忌。

我们需要记住的第一件事是，的确存在"坏脂肪"，这些"坏脂肪"对我们的健康有害无益。到目前为止，我们大多数人都已经知道，反式脂肪酸和氢化脂肪是经过高度加工的、完全人造的、非天然的东西，人体不可能在不受损害的前提下代谢它们。它们会引发心脏病和糖尿病，我们应该像避开毒药一样避开它们。你能在加工食品的一长列配料中找到它们，它们还经常被用来烹饪快餐和其他便宜的食物。现在，不少食品制造商和连锁餐厅都宣称他们不再使用这些脂肪，我猜不久之后它们就会消失。

但事情并没有这么简单，不是区分好脂肪、坏脂肪就行了。

例如，所有天然存在于食物中的脂肪要么是饱和脂肪酸组成，要么是不饱和脂肪酸组成（这与脂肪中的碳分子是否被氢原子饱和有关）。这些术语只对化学家有意义，对我们来说这并不重要。这两种脂肪酸都是我们需要的。

饱和脂肪酸通常来自动物性食材，比如肉类、黄油、牛奶、奶酪，而一些植物性食材，如椰子油和棕榈油也含有饱和脂肪酸。我们的细胞膜、免疫系统和其他重要机能都需要饱和脂肪酸。但它们也被贴上了一个大大的红色警示标签。科学家指出，饱和脂肪酸中含有低密度脂蛋白（LDL），LDL也被称为"有害胆固醇"，这种胆固醇会堵塞我们的动脉，导致心脏病发作。

因此，饱和脂肪酸也被认为是有害脂肪。多年来，心脏专家告诉我们，我们应该摄入极少量的饱和脂肪酸，不应超过每日热量的5%——相当于2汤匙黄油。

但最近的研究开始质疑这种反对饱和脂肪酸的"绝对真理"。2014年，《内科医学年鉴》刊登了一份涉及76项研究、50万受试者的大型数据分析报告。研究发现，摄入较多饱和脂肪酸的人患心脏病的概率，并不比摄入较少饱和脂肪酸的人高。研究还发现，橄榄油等植物来源的不饱和脂肪酸，一般被认为是更健康的，但食用橄榄油的人患心脏病的概率并没有降低。

你可以想象，这震惊了科学家和心脏病学家，一些关于脂肪和心脏健康的坚如磐石的信条受到了挑战。如果饱和脂肪酸没有制造出那些有害的胆固醇，那是什么在捣鬼呢？现在看来，糖和精制碳水化合物可能是罪魁祸首。这是多么大的反转。

那么现在我们该怎么办呢？我认为，每天10%～15%的热量应来自饱和脂肪酸。如果我们从动物性食物中获取这些脂肪，我们需要注意它们是否干净，这指的是，我们在本节前面提到的那些有害物质没有随之而来。牲畜应该用草喂养，不使用杀虫剂、抗生素或激素。肉类不应该来自肉类加工厂，应该来自人道饲养和屠宰的牲畜。对我们来说，这样的肉也更安全。如果我们不吃肉，我们就可以从全食物中获得饱和脂肪酸，比如有机的、来自牧场的生黄油和有机椰子油。

传统上，专家们一直试图引导我们通过植物性食物摄入不饱和脂肪酸。

我们被告知，这些脂肪是健康的，它们能产生高密度脂蛋白，也就是好的胆固醇。这种脂肪可分为单不饱和脂肪酸和多不饱和脂肪酸，两者的区别对我们来说同样是无关紧要的。重要的是，这些脂肪应该是新鲜的，因为一旦它们腐坏了，就会产生更多有害的自由基，那么人体就得对付它们。为了我们的安全，这些脂肪应该是干净的、经过检验的、妥善包装并妥善储存的。

单不饱和脂肪酸的优质来源包括坚果（如杏仁、澳洲坚果、腰果）、坚果油、橄榄油、牛油果、亚麻籽、芝麻或芝麻油等等。只要我们合理健康地饮食，我们就能获得足量的单不饱和脂肪酸。

多不饱和脂肪酸是人体必需脂肪酸（EFA）的来源，但人体内没有这些脂肪酸，所以我们必须吃一些能让人体合成这些脂肪酸的食物。

这就引出了另一对名词：ω-3 脂肪酸和 ω-6 脂肪酸。这两者我们都需要，所以它们被称为"必需"脂肪酸。它们是我们体内最具生物活性的营养物质之一。最重要的是，我们需要让两者达到合适的比例。

大多数人已经从谷物、植物油、家禽和禽蛋等食物中获取充足的 ω-6 脂肪酸。在很多加工食品中，特别是使用豆油和棕榈油的食品中，都含有这种物质。用谷物而非用草喂养的牲畜的肉中含有大量的 ω-6 脂肪酸，这又是一个适量吃肉的理由——如果你要吃肉的话。

与此同时，大多数人没有摄入充足的 ω-3 脂肪酸。这种脂肪酸存在于鱼类、核桃、藻类、亚麻籽、奇亚籽和绿色植物中。正确的比例应该是：摄入的 ω-6 脂肪酸是 ω-3 脂肪酸的 2 倍左右。有证据表明，史前人类摄入两者的比例为 1:1，这个比例让他们活得很健康。但现在大多数人的摄入比例在 10:1 到 25:1 之间。

最重要的 ω-3 脂肪酸，是开头几个字母为 EPA 和 DHA 的那几种脂肪酸之一（其完整的化学名称大约有半英里长）。这些脂肪酸对大脑功能尤为重要，也有益于心脏健康和关节健康。尽管我们可以从鲭鱼、鲱鱼、鳀鱼等冷水鱼中得到这些脂肪酸，但我们很可能没有摄入足够的量。因此，我们需要补充这种脂肪酸，这是几乎可以肯定的。

鱼油胶囊很实用，因为鱼已经将脂肪转化为我们身体可以使用的形态了。当然，鱼油存在的问题和鱼肉是一样的：由于我们对河流、海洋造成的污染，它们已经受到了汞、重金属、多氯联苯、放射性物质和其他毒素的严重污染。因此，即使要食用它们，也必须谨慎一些。从植物性食物中获得 ω-3 脂肪酸才是正确的选择，原因就在于此。

除此之外，我们应该坚持本书中反复强调的原则：吃各种各样的全食物，并保证它们是新鲜、干净、来源可靠的。只要坚持这样做，我们就能获得人体需要的东西。

任务清单

- 从蛋白质中摄取的热量，不能超过一天摄取的总热量的15%。我们可以从植物中获得人体所需的各种蛋白质和必需氨基酸，这更健康。原因有好几个，主要是现在的动物性蛋白质带有很多不健康的包袱。而这些蔬菜和豆类中除蛋白质外还含有许多健康的营养物质和抗氧化剂。

- 如果你想从动物性食物中获取蛋白质，有机的、源自散养禽类的蛋是最健康的来源。如果你吃肉，应该吃小份的肉，并且肉应来自牧场饲养，且用非转基因、有机草饲（如果是牛肉、猪肉和羊肉的话），以及不含工厂式农场使用的激素和抗生素的牲畜。只吃野生捕获的鱼，而且要适量地吃。

- 吃含有优质植物性脂肪的沙拉，比如，一些坚果或种子，或者至少添上用少许的油制成的调料。没有脂肪，我们就无法吸收某些营养。即便黄油也可能是健康的脂肪来源，只要黄油源自有机喂养的牧场奶牛，现在科学家们已经认可了这一点。

- 远离反式脂肪酸和任何标有"部分氢化"的食物，我相信，总有一天这些东西会被禁止使用于一切食物中。

- 减少 $\omega-6$ 脂肪酸的摄入，这种脂肪酸在动物性食物、加工食品、棕榈油和芥花油中很常见。增加饮食中健康的 $\omega-3$ 脂肪酸的含量。

11. 营养压力
不健康的食物让我们受害

在前面的"二号生命力量：水合作用"中，我们谈到了为细胞提供它们所需物质的重要性。但我们也要警惕那些细胞不需要的东西。如果给我们的细胞供应它们不需要的东西，会损害它们的正常功能。

换句话说，细胞和其他东西一样，会受到压力。

我们的细胞不需要哪些东西呢？我们知道，它们需要水、电解质、氧气、脂肪、氨基酸及所有那些维持我们生命和健康的营养物质。对于我们的细胞来说，任何不属于这一类别的东西，都是不必要的。它们会把这些东西当作外来入侵者，当作一种威胁。

我说的是那些对我们有害的食物，那些由于经过改造和加工而与营养背道而驰的食物，你可以称它们为"抗营养物质"。

但如今抗营养物质是最常见的。去超市、快餐店或汽水自动售货机看看。许多食物成分原本是营养丰富的水果、水、坚果、蔬菜，但经过加工后变成了完全不同的东西。这些东西可以食用，所以算是食物，但从其他任何更有意义的角度来看，它们并不是食物。它们不能供养我们、给人体提供支持、补充人体的功能、赋予我们健康。相反，它们充满了有害物质——各种防腐剂、添加剂、化学色素和调料。

我们仍然称它们为食物，但现在"食物"这个词是一种标签，而不是一种描述。

但这并不能阻止人们吃这些东西。我们说的"饮食失调"是指厌食症和贪食症，虽说这些问题只影响到了少数人。但在我们身边，一看就有严重饮食失调症状的人到处都是，他们都不健康。

饮食失调的一个定义是，明知故犯地去吃那些会伤害我们身体、缩短我们生命的东西。这是我们每天都能看到的人类行为。每一个给大型连锁餐厅做的电视广告，都在大肆宣传那些有害，而不是赋予生命能量的"食物"。我们甚至没有注意到，这已经成为日常生活的一部分。某些公司在优质的水中掺入精制糖和其他有害的甜味剂、色素、化学调味剂及致酸的人工碳酸。然后我们付款购买，喝下这些饮料。这些属于饮食失调。

这样的情况太普遍了，都怪我们糟糕的饮食文化。曾几何时，我们的饮食文化是单一的。我们的想法都非常相似：一顿好饭菜是什么样的，食物应该如何处理，该在哪里吃，和谁一起吃。而今我们有两种饮食文化：好的和坏的。

上次我看电视的时候，我看到了一家餐厅的广告。这家餐厅主打的是点缀着鲜奶油、罐头水果、有糖浆的薄饼，紧随其后的是一系列癌症治疗中心的广告。不良的饮食文化已经成为我们生活的一部分，以至于我们压根就没有注意到，正是第一个广告所宣传的产品为第二个广告所宣传的服务带来了需求。自给自足得简直完美，太疯狂了。

与此同时，我们还在继续消费那些我们明知会导致疾病、让人类早逝的东西。我们甚至给孩子们吃这些。这也属于饮食失调。

◐ 营养压力是什么导致的？

布伦登·布拉齐尔（Brendon Brazier）的著作《健康生活》指出，营养压力是"食物的不健康属性造成的。"

让我们从显而易见的说起。

精制糖。再没有比这更显而易见的了。

糖是一种对身体有"毒"的物质。根据《韦氏词典》的定义，毒物是"一种通过化学作用杀死、危害或损害有机体的物质。"

原来你是这样的糖。

我们需要糖，没错，但我们可以很容易地从水果、蔬菜、奶制品中获得所需的糖分。这足以满足我们对葡萄糖作为能量来源的需求。不好的东西是营养学家所说的"添加糖"，也就是精制糖。和它的邪恶表亲——高果糖玉米糖浆一样，这是我们的细胞 100% 不需要的。

罗伯特·勒斯蒂格（Robert Lustig）博士是一名儿科激素失调专家、儿童肥胖专家，他任教于加州大学旧金山分校医学院。他拉响了对糖的警报——在这方面他可能比任何人都做得更多。他写道："人工添加的甜味剂会对健康造成危害，因此，我们有理由像控制酒精一样控糖。"糖的危害不仅仅在于它会让我们发胖，他说："这和热量没有关系。它本身就是毒药。"

吃糖会导致癌症、心脏病、高血压、中风、糖尿病、代谢综合征、抑郁症，当然还有肥胖症。糖会加重肝脏的负担，肝脏必须对其进行处理，将其转化为身体脂肪。如果脂肪过高，我们的肝脏的脂肪含量也会过高，从而削弱肝脏完成其他重要工作的能力，比如排毒。糖会酸化我们的组织，正如我们在"四号生命力量：碱化作用"中看到的那样，酸化本身就是一种致病原因。糖会导致有害的胰岛素分泌量飙升，使胰腺负担过重，这是很危险的。糖也会促进血清素的分泌，血清素是大脑中一种让人感到愉快的化学物质。这在一定程度上解释了为什么我们如此喜欢吃糖，吃糖会让我们情绪高涨。但如果吃糖太多，我们就会崩溃，导致大脑疲劳，从而导致我们想吃更多的糖。

从棒棒糖到切片面包，高果糖玉米糖浆无处不在，它所造成的危害远不止于它会导致肥胖。杜克大学医学中心研究了400多名成年人，发现近80%的人在食用含有高果糖玉米糖浆的产品之后，肝脏活动出现异常。研究负责人说："我们发现，在非酒精性脂肪肝患者中，高果糖玉米糖浆的摄入增加会引起肝脏瘢痕或纤维化。"大约30%的美国人患有非酒精性脂肪肝，这已然变成一个严重的公共健康问题。

糖会导致我们全身各大系统出现波动，增加压力，促进皮质醇激素释放。少量的皮质醇激素是有益的，但长期过高是有害的，比如当我们长期处于压力之下时，而这正是我们把糖纳入日常饮食后会发生的事情。慢性压力等于慢性炎症，相当于无时无刻不在生病。没错，这就是糖的危害。

皮质醇过多会导致高血压并抑制甲状腺功能。它会酸化我们的组织，增加腹部脂肪的堆积，同时降低我们的免疫力。一个致命的循环形成了：免疫系统受损增加了人体患病的风险；疾病导致营养不良，营养不良进一步损害免疫力；皮质醇长期过高会导致对糖、盐和脂肪的欲求，当我们满足了这些欲求，我们就加剧了营养压力，又一个有害的循环开始了。

糖或蔗糖的前身是一种植物。甘蔗是一种高大的草，但糖已被剥夺了膳食纤维、蛋白质、维生素、矿物质、脂质和抗氧化剂。糖曾经是一个复杂结构的一部分，但后来被分离、结晶，变成了纯粹的甜东西，纯粹的"毒药"。

此外，我们从糖中获得的热量越多，我们从健康食品中获得的热量就越少。因此，它给人体造成的损害是双倍的。

最糟糕的是，如今想摆脱糖，简直难上加难。食品制造商总能找到办法把它放到所有东西中，即使是那些和它似乎毫不相干的食物中。这些公司知道如何利用我们的糖瘾获利。每一个健康专家都会告诉我们，应该避免加工食品，这是一个重要原因。

　　好吧，现在我们知道了，糖对我们有害。那么我们该怎么做呢？换一种生活方式，摆脱一切东西都很甜的生活？不幸的是，我们未必做得到。通常我们只是用化学甜味剂代替糖。以无糖汽水为例，喝这种饮料的人，以为自己做出了更健康的选择，但他们错了。一方面，无糖饮料鼓励我们不断寻求甜味，这不可避免地会让我们回到糖的身边。事实上，一项研究发现，当我们的身体获得甜味却没有热量伴随而来时，它会觉得受骗上当了。它希望得到真正的糖带来的高热量回报，而这将促使我们喝下更多这样的东西。

　　此外，当你喝下含有人造甜味剂的饮料时，你就摄入了有毒物质。研究表明，最常见的一种人造甜味剂叫作"阿斯巴甜"，它实际上能改变人的心智——科学家称之为"兴奋毒素"。在对实验室小鼠的测试中发现，阿斯巴甜会造成大脑损伤。听起来不像是一个健康的选择，不是吗？我们的细胞不会把它当作食物或任何有用的东西，所以它对细胞来说是敌对的入侵者，必须加以过滤、中和，然后排出体外。如果细胞们已经过劳了，毒素可能最终储存在我们堆积的脂肪中。甚至当这些脂肪细胞死亡时，毒素还留在那儿。

　　现在你可以想象一下，当我们摄入任何包装食品或加工食品中的色素、香料、防腐剂和所有其他非食品成分时，这种情况会一再重复，每天发生多次，一周又一周、一个月又一个月、一年又一年。再加上一般方式种植的农产品中的除草剂、杀菌剂和杀虫剂；一般方式饲养的牲畜中的激素和抗生素，以及从塑料和金属容器中渗入我们食物中的石化物质和其他有害物质。我们每天都在向身体的各个系统中添加更多的毒素。我们给自己吃的东西实际上损害了我们的营养状况，我们在做和吸收营养完全相反的事情。这些物质甚至消解了健康饮食带来的益处。

　　这就是营养压力。

　　如果我们不喝软饮料，而是打开一个椰子，喝里面的汁水，我们的身体会识别出每一滴椰汁中所有的营养物质和所有不可思议的好东西，并吸收这些物质，用它们来造福我们。尤其，椰汁的味道确实好极了。

当然，在我们一天中看到的任何一台自动贩卖机里，都找不到椰子。便利店的冷柜里同样一个椰子都没有。还有，打开椰子喝椰汁，要比打开一罐饮料费事一些。

如此看来，你最好还是喝水吧，不要吃糖。

◑ 面包是一种糖分输送系统

还有一种明显会带来营养压力的东西，它几乎和糖一样糟糕——加工谷物。以小麦为典型的谷物的膳食纤维已经被剥去了，而它们曾经含有的营养物质也随之被剥去了。这些谷物本来没有多少营养物质，就算是全谷物也没有我们身体需要的多种营养素。谷物中没有任何东西是我们无法从其他植物性食物中大量获得的。

即使在天然状态下，一些全谷物中也含有一些自我保护物质，如植酸或酶抑制剂，它们可能会导致任何食用它们的生物（包括人类）出现消化问题。如果我们先对谷物进行处理，浸泡，使其发芽或发酵，这些抗营养物质就可以被中和。一些食品制造商已经开始采取这些措施，使全谷物对人类更安全。

然而，一旦谷物被精制后，它就会变成一种离糖只有一步之遥的东西。我们的身体会很快将其转化为葡萄糖，这就是为什么小麦粉制成的任何食物，都会带来很大的血糖负荷。精制谷物和糖一样会导致胰岛素水平的飙升，这意味着它也会导致胰岛素抵抗、酸中毒、胰腺疲劳和代谢综合征。麸质中的蛋白质会导致肠漏症、乳糜泻和其他主要由消化系统压力引起的疾病。

谷物唯一的好处就是生产成本低。如果不是要在食用精加工面粉做成的食物和饿死之间做出选择，那就最好远离它们。

面包、意大利面、比萨、饼干和加工谷物真的对我们有如此大的危害吗？波士顿儿童医院新平衡基金会肥胖预防中心主任大卫·路德维希博士（Dr. David Ludwig）说："精制碳水化合物，包括精制谷物制品，是当今美国饮食中最有害的东西。"这听起来很糟糕。

尽管如此，我们还是喜欢吃放在白面包或切片面包上的一切东西。这方便极了。整个快餐王国都是建立在面包上的。但是，吃面包意味着我们不断地摄入大量的糖、不健康的脂肪及过量的蛋白质。看看你常吃的面包的配料表。除了毫无价值的精制小麦粉之外，你肯定会找到糖、高果糖玉米糖浆，甚至可能是普通的玉米糖浆，有 3 种糖之多。

这不是面包，而是糖分输送系统。意大利面也是如此。

精制糖和精制谷物是营养压力的主要来源，这是标准美国饮食的一大问题。如果把它们从我们的饮食中剔除，我们的健康状况就会立即得到显著改善。

◗ 其他来源

到目前为止，大多数人都看到过这样的说法：盐摄入量过高会引发高血压。但请你记住，从加工食品中的精制盐与我们从未经提炼的结晶盐（比如喜马拉雅结晶盐）等获得的人体必需的钠，是不一样的，后者富含电解质。我们需要盐才能生存，而且与人们了解的相反，盐本身并不会导致高血压。但是当我们摄入过多的盐而没有摄入足量的水或钾时，就有可能导致高血压。

解决方案并不是不吃盐。我们只需要摄入未经提炼的结晶盐，以及充足的钾（从全食物中获取）和水。记住，盐是食物，其质量有优劣之分。尽量去吃我们能找到的未经加工的天然食物。再说一次，如果我们依赖全食物和水，我们就能保持健康，实现平衡。

过量的蛋白质会导致营养压力。我知道，在这本书中已经不止一次地谈到这个问题，但这一点值得反复强调。一旦蛋白质在我们日常热量中的比例超过了 15%，就超过了人体的需要。动物性蛋白本身就是个问题，还伴随着更多的营养压力来源——有害细菌、激素、化学物质。养殖者给那些可怜的牲畜吃的垃圾食物，现在也成了你的食物。你只是看不见而已。

另一个无形的营养压力来源——转基因生物。在认识转基因的种子和植物存在的威胁方面，欧洲人远远走在了我们的前面。雅典大学医学院的科学家发表的一篇文章中提到："大多数对转基因食品的研究表明，它们有可能会导致一些常见的毒性作用，如对肝脏、胰腺、肾脏或生殖系统的毒性作用，并有可能改变人体的血液、生化和免疫参数。"

现在，转基因生物领域成了一个激烈的战场。食品维权人士正在努力敦促商家给使用转基因生物制作的产品贴上标签。而出于显而易见的原因，这些公司正在反对任何要求他们如实告知食物细节的新规出台。

你吸烟吗？你在服用处方药吗？你在早上喝咖啡吗？你晚上喝红酒吗？所有这些东西都加剧了食物引起的压力，更别说大麻等毒品的摄入。我们摄入的化学物质越多，我们就需要更多的有益营养物质来抵消所有的有害物质。你已经知道这些了。我只是想提醒你一下，在这个问题上，请你更诚实一点。

想想这个吧！美国联邦疾病控制中心进行的一项研究表明，在 65 岁前死的人中，有 53% 的人死于与生活方式直接相关的疾病。

我想，偶尔来一碗薯片、来瓶好酒，或者和朋友一起吃块牛排，是没什么问题的。有趣、快乐的时光肯定能让我们受益。但如果我们每天，甚至每周都这样做呢？那就不太妙了。

◑ 营养压力过大的后果

当新的东西进入我们的血液和细胞中时，人体必须弄清这是什么，并做出反应。如果存在无法识别的化学物质，我们的身体会立即做出反应。抗体和抗原被触发，细胞氧化出现了。吃真正的、100% 的食物会发生什么？看到生的羽衣甘蓝，我们的身体会说："这个我认识！我知道该拿它怎么办。"没有需要缓冲或中和的东西。总的来说，人体用于消化和代谢的能量更少，意味着营养压力更小。

当然，没有人能仅靠生的羽衣甘蓝沙拉过日子，虽说这样的食物我们吃得越多，给我们身体造成的压力就越小。吃水果比吃果脆圈健康无数倍。

现在我们制造的活性分子比以往任何时候都多。但氧化反应和拯救生命的抗氧化剂的产生，是代谢我们吃下的食物的自然组成部分。我们依靠吃天然的、完整的食物来保持这两种力量的平衡。如果我们吃糟糕的食物，我们就得不到我们需要的抗氧化剂。由于营养不良，我们比以往任何时候都更需要它们。相反，我们正在耗尽我们拥有的全部抗氧化剂，导致自由基海啸暴发。

无论何时，当我们吃那些"非食物"时，我们的身体就会承受压力。但我们很强大，在一段时间内，我们几乎可以适应任何事情。从某种意义上说，如果我们的身体不是这样强大，情况可能反而好一些。如果我们的内脏受到压力就立刻开始"造反"，我们就不得不吃得好一些。但我们的身体是忠诚的战士，他们会忍受我们对它们的任何虐待，并继续前进，就像没出什么问题一样。

然后有一天，我们醒来后抱怨道："哦，不是吧，为什么我会得心脏病、会得癌症？"不管我们愿不愿意接受，答案是显而易见的。是我们的遗传基因在捣鬼吗？不，很可能不是。是这些年我们一直在吃垃圾食品、喝垃圾饮料。也许我们以为自己能逃脱惩罚，但事实并非如此，只是过了一段时间之后才发作而已。我们并不知道，我们的身体有自己的时间安排。

我们需要养成习惯，不断问自己这些问题：这东西干净吗？它是否含有杀虫剂、除草剂或其他工业化学品？它是用转基因生物做的吗？它是在厨房里做出来的，还是在工厂里生产出来的？这种食品中，是不是只有少数几种成分是我们认识的，并附带着一长串我们不会主动去吃的添加剂、调味品、防腐剂、色素和听上去奇奇怪怪的化学物质？要知道，我们的身体需要消化和代谢其中的每一种物质，而不仅仅是营养物质。

　　能够引发营养压力的东西数不胜数。我们承受的大部分压力不是情感压力或心理压力，它们来自不健康的饮食习惯。我们要记住的主要原则是：任何不被我们的身体当作食物的东西，都会成为人体各个系统的压力源。每一个饮食方面的选择都很重要。想要降低压力水平，并让多种副效应给你带来积极影响吗？以吃植物性的全食物为主。

　　有些人认为一份 1 美元的快餐比一份有机蔬果沙拉的价值更高。但也许有一天，那份 1 美元快餐会成为你吃过的最昂贵的东西。

任务清单

- 避免两种最常见、最有害的营养压力来源——添加糖和精制谷物。如果你这样做了，那么你就在消除你所吃下的食物的危害，你已经往前迈出了一大步。

- 不要用人造甜味剂代替糖。这些化学物质会扰乱我们的新陈代谢，导致我们胡乱储存脂肪，且对我们的大脑和其他器官有害。使用天然的浓缩型甜味料，如甜叶菊、罗汉果、椰花糖或枣子。

- 避免吃任何细胞健康运作不需要的东西。通常情况下，这指的是加工食品，其中所含的一些物质在自然界中不存在，也不是人体真正需要的。坚持吃植物性的全食物。

- 吃未经提炼的盐。喜马拉雅水晶盐比超市卖的盐贵一点，也比较难买到，但还是值得一试的。精制盐是营养压力的另一个来源，常见于零食和其他垃圾食品中。记住，未提炼的盐中富含人体所需的电解质，这是细胞喜欢的食物。

- 避免使用涉及农药、除草剂和转基因作物的水果和蔬菜。哪怕我们想要吃得健康一点，我们也可能被有害的东西荼毒。如果我们吃自己种植的东西，或者从值得信赖的农贸市场购买食材并在家烹饪，我们就完全掌控了进入我们身体的东西。

12. 五号生命力量：解毒作用
当今环境下，不堪重负

我们都在新闻视频中看到过垃圾清理工罢工时的城市。

起初，路边都是塑料袋。然后它们堆积成小山，迫使行人走在阴沟里。后来，垃圾袋子破了，里面的垃圾洒出来了，堵塞了人行道，一切变得恶心极了。然后臭虫和其他害虫开始大吃大喝，传播污秽和疾病。垃圾山越来越高、越来越大，直到没有人可以绕过它们。这绝对不是你想尝试的。到这个时候已经臭气熏天了，空气中有很多奇怪的东西。一切都被掩埋在垃圾、瘟疫和臭味之下。这样的环境不再适合人类生存了。这个城市生病了。

如果我们的排毒系统罢了工，我们身体中就会发生同样的情况。事实上，这个噩梦的另一个版本确实发生了。虽然解毒与把营养、氧气或水等好东西输送到我们体内这件事无关，但解毒作用是一种生命力量，它和其他四大生命力量同等重要。

如今，当人们说到排毒时，他们通常指的是清除一些坏习惯（如酗酒、吸烟）带来的遗毒遗害和堆积在体内的人造有毒物质（如污染物、工业化学品）。

但我们的身体只知道，有一些东西，或者说很多东西，都需要被扔掉。排毒系统的任务就是把垃圾倒出去，包括所有的垃圾，无论是天然的还是人造的。

例如，每当我们吸气时，我们都会从空气中提取氧气。剩下的是残留物，就像汽车尾气一样，所以我们会呼气，把碳、氮和其他会毒害我们的气体和毒素都呼出去。从我们出生到死亡的每一次呼气，都是排毒系统在起作用。我们的肺是完成这一过程的重要器官。

我们的皮肤是抵御外部威胁的第一道防线，是阻挡诸多细菌和毒素的屏障。汗液的主要作用是控制体温，它同时也是排毒系统的组成部分，通过毛孔将尿素、多余的盐和其他矿物质运送出我们的身体。汗水还能带走聚集在我们皮肤上的细菌和病毒。

我们的淋巴系统将胸腺和骨髓中产生的白细胞和其他免疫系统的细胞输送到全身，然后带着毒素和致癌物质返回淋巴结，在那里将它们过滤、销毁。

我们的肝脏和肾脏是排毒系统的主要器官，它们有很多事情要处理。

我们吃东西，吃有益健康的好东西。我们的身体会把食物分解成成千上万的成分，然后决定吸收什么，将它送往何处。这又是一个在我们体内不断发生的奇迹。细胞能立即识别出什么东西能用、什么东西不能用，然后人体会将所有东西运送到它们该去的地方。

但我们的食物中有很多东西无法被人体吸收，只能丢弃。即使是有益健康、支持生命的蔬菜和水果中也含有毒素。这是植物阻止动物和人类的方法，否则它们会被大量食用。咖啡因是一种天然杀虫剂。如果你把咖啡渣和土壤混在一起，大多数小动物都会逃之夭夭。这些天然毒素和人造毒素一样强大。例如，由于进化的作用，现在许多植物含有一种能令昆虫节育的化学物质。

如果摄入大量的苹果、西梅和桃子中的氢氰酸，会损伤我们利用氧气的能力。十字花科蔬菜中所含的致甲状腺肿素会干扰甲状腺功能。美国食品药物管理局并不管制这些天然成分。如何处理它们，取决于我们。

食物中有用的东西会进入我们的血液，然后进入我们的细胞，但这并不是它们旅程的终点。营养物质进入细胞后会产生能量，但所有能量的产生过程也会产生废物，就好像燃烧煤炭或石油会产生烟尘。必须把这些残留物从我们的细胞内清除，这样细胞才能继续正常工作。考虑到我们有超过70万亿个细胞，这意味着70万亿个垃圾桶需要不断地清空。这些碎片将穿过细胞膜，被运送到我们的肾脏和肝脏中。废物在那儿被过滤，随后被输送到膀胱和结肠中，最后毒素被排出体外（在此之后，它们被大自然循环利用，最终重新进入我们的身体，但这是另一个话题了）。

我们不断地创造新的细胞，所以老的细胞必须死亡才能腾出空间。这些死亡细胞必须被带离我们的身体。我们每10年左右更换所有的细胞，而有些细胞的更迭速度要比这快得多。肠道内壁细胞的存活时间不到一周；我们的皮肤细胞每两周左右就会更新一次；我们每年都会长出一个"新"的肝脏。

这意味着大量的重建工作。很多老的细胞要被清走，我们的DNA要做大量的复制工作，有时在这个过程中会发生突变。DNA承受的压力越大，不健康突变的概率就越大，比如导致癌症的突变。这也是我们希望让免疫系统保持良好状态的一个原因。

还有很多其他的东西我们需要丢弃，比如饮食中的细菌、病毒、一长串天然产生的代谢废物，我们必须将它们清除，以免它们妨碍人体的各个系统。这些统统都要处理掉。

如此多的创造和转化，正在我们体内进行着。当然，必须有等量的清理工作。事实也的确如此，随着物质的不断进出，我们体内所含的东西一直在变化。

如果我们要对付的只有优质食物产生的废物、空气和水，我们的身体会很好。如果我们合理健康地饮食，多吃蔬菜和水果，那么食物能让我们的身体保持碱性，并富含天然氧、维生素、矿物质、植物营养素和抗氧化剂，所有这些都能支持排毒过程、减缓端粒损失（即DNA老化的可测量速度），那么我们的整体炎症水平就是可控的。

但不是这样的！

还有更多的东西，非常有害的东西。

比如自由基。它们是含有奇数个电子的原子或分子，这意味着它们需要从另一个原子中窃取一个电子，才能让自己稳定下来。如果自由基积累并产生氧化应激，它们会导致细胞突变，这可能是致癌的。它们还会通过清除细胞因子来削弱我们，细胞因子是免疫系统沟通和协调的通道。我们的身体就是通过细胞因子才知道该把细胞送到哪里去抵抗入侵者，破坏这些通道会影响系统的反应能力。

自由基是许多现代疾病的罪魁祸首，如心脏病、癌症、自身免疫失调、关节炎、阿尔茨海默病、帕金森病、囊性纤维化等等。

正常的新陈代谢有时也会产生自由基。除此之外，自由基是环境毒素带来的后果。即使剧烈运动引起的氧化应激也会让它们的数量增加。一定水平的自由基是分解营养物质所必需的，但自由基太多的话，我们的身体就会失去平衡。

但是，只要我们没要求排毒系统去做超出能力范围的事，我们的身体就能处理那些自由基。

现在，我们摄入的另一种非天然的东西，带来了额外的威胁。我们提到的那些坏习惯，比如酗酒，还有接触的重金属、石化产品、汽车尾气、杀虫剂、除草剂、各种各样的无机污染物，这些都是在我们体内徘徊、无法代谢的垃圾。如果没有把这些异物驱逐出境，它们就会停留在我们的脂肪、肌肉、骨骼、软骨和其他组织中。在数十年的时间中，它们滞留在那些地方，逐渐毒害我们，干扰正常的身体机能。即使少量接触砷、汞、铅和镉等金属，最终也会干扰我们为自己提供养分、为自己解毒的能力。

所有这些非人体自有的外来物质有一个共同的学名——异型生物质（xenobiotic）。几乎所有袋装、瓶装或以其他方式加工的食品都含有一些异型生物质。这也许是一种部分氢化脂肪（听起来像食物，但实际上是实验室里造出来的东西），也许是一种色素，也许是人工调味料，或者是为了保持食物新鲜甚至让食物比天然的还新鲜，而添加的防腐剂，也许只是某种让盘子里的食物保持松脆或鲜嫩的东西。

虽然我们可以在超市的食品货架上找到这些吃的，但这并不意味着我们的身体会把它们当作食物。200 万年的进化历程并没有让我们做好准备，我们仍然无法适应在最近四五十年中被塞进食物中的垃圾。每天都有新的添加剂被发明出来、投入使用。难道真的有人相信，从长远来看，这些东西都是安全的吗？我不知道，但哪怕只是想想都觉得不太可能。所以我们一边祈祷，一边吞下这些物质，并不知道我们摄入了多少这样的东西，也不知道它们危害性多强，也不知道它们将如何与我们通过肺部、腹部和皮肤吸收的其他有毒物质相互作用。

我们创造了一个全新的栖息地，一个不是为了促进人类健康而设计的栖息地。现在我们不得不生活在其中。我们不断受到有毒物质和各种力量的攻击。非自然的世界包围了自然世界，并从四面八方将它压倒。

哥伦比亚大学公共卫生学院发布的一项研究结果预测，95% 的癌症是饮食、吸烟、阳光曝晒或环境毒性造成的。这项研究表明，我们吃的食物中被添加了 3 000 多种化学物质，而那些加工食品中使用了 1 万多种化学溶剂、乳化剂和防腐剂。

在我们出生时，体内已经含有了大量的毒素和污染物。在美国环境工作小组的一项研究中，研究人员从随机抽取的出生在美国医院的婴儿的脐带血中，发现了 200 种工业化学物质和污染物。检测显示，脐带血中存在杀虫剂和燃烧煤炭、汽油产生的废物，以及已知会导致癌症、先天性缺陷和发育异常的垃圾物质。

例如，二噁英可能是科学界已知的毒性最强的物质。它完全是人造的，是一些氯化物的生产过程中的副产品。在 400 多种二噁英中，约有 30 种被认为具有显著毒性。二噁英存在于空气中、水中，以及我们每天使用和消费的产品中。它们是强效致癌物，也会损害免疫系统，并导致怀孕期间胎儿的发育问题。这是一个噩梦般的存在。

根据 WHO 的判断，我们接触到的二噁英 90% 来自于食物。这些化学物质通常会蓄积在脂肪中。当然，这意味着，我们主要是在食用肉类、奶制品、蛋类等动物性产品时摄入这些化学物质的。吃鱼并不会让我们安全一些。二噁英会进入水中，鱼类是庞大的二噁英储存库。

我们的排毒系统不是用来处理二噁英的，但它们在努力尝试。

我们身体每天要处理的另一种常见的工业毒素是邻苯二甲酸盐，这是一组用来使塑料更柔韧、更不易断裂的化学物质。它们被用于数百种产品中，如乙烯基地板、黏合剂、洗涤剂、润滑油、服装和个人护理产品（如肥皂、洗发水、发胶和指甲油）。

德克萨斯大学公共卫生学院的研究人员为美国环境保护署所做的一项研究发现，邻苯二甲酸盐在美国食物中广泛存在。虽然受试者个体的摄入量低于美国环境保护署规定的限额，但"长期接触邻苯二甲酸盐令人担忧"。

转基因生物是一种新的毒素，也是最危险的一种，因为它们会伪装成植物性食物。基因改造破坏了植物细胞的 DNA，并将其重新创造出来，用我们能想象到的最不天然的东西替代了天然的东西。以抗虫害转基因植物为例，为了将杀虫剂放入植物的种子中，必须强行打开种子细胞并注入新的基因。也许这样做确实杀死了昆虫，但这意味着生命也被杀死了。也许我们不喜欢虫子，但它们的存在意味着生命。如果什么东西能杀死它们，你真的认为这东西对我们好吗？想想你家里用的那些灭虫剂。你喜欢暴露在致命的毒药中吗？

在"一号生命力量：营养物质"中，我们谈到了反对转基因生物的证据。如果你还想了解更多，可以读读杰弗里·史密斯（Jeffrey Smith）的大作《种子的欺骗》，或看看史密斯导演的纪录片《基因轮盘：生命之赌》。

我们可以继续罗列那些邪恶的垃圾。我们的免疫系统每时每刻都要保护我们免受它们的伤害，但你已经抓住了要点：外面的世界太糟糕了。

我们的情感生活、我们与他人的互动，也有可能给我们带来生理上的毒性效应。正如我们谈到的，精神压力会让我们的身体变得更酸。压力还会导致大脑化学物质改变，从而导致炎症，削弱我们的免疫系统。

短时间的精神压力和身体压力，我们是完全有能力处理的。但当压力持续存在时，人体对它们的反应就会导致慢性疾病。罗伯特·M.萨波尔斯基（Robert M. Sapolsky）在一篇名为《为什么斑马不会得溃疡》的论文中，对这一问题进行了值得付出30年研究的分析。他总结道："与压力相关的疾病之所以会出现，主要是因为我们经常激活某一生理系统。这一生理系统原本是为应对急性生理情况而形成的，但我们却让它长期、持续处于激活状态，因为我们在为抵押贷款、人际关系和工作升职的事而发愁。"

即使是一些看不见的污染源，如微波、Wi-Fi、手机辐射，也会造成危害。

尽管我们用上了所有的药物来对抗癌症，还用上了所有的知识来预防癌症，但患癌率仍在上升。你真的认为这与我们不堪重负的排毒系统无关吗？这并不是说，出现了一种新的、致命的有毒化学品或有毒物质，会将我们置于死地。美国环保署和其他机构一直在关注那些致命的东西。但是，没人注意那些不断出现的、小剂量的日常毒性物质。到了某个时候，桶就满了，里面的东西就溢出来了。我们能处理的只有那么多，最后，总有什么东西会让我们再也无法承受。

还记得我之前描述的那一幕吗？垃圾清理工集体罢工，整个城市被垃圾淹没。在我们的身体里，也会发生同样的事情。数十年的时间里，毒素在不断累积。我们的肝脏、肾脏和肺已经无法承受了。炎症是我们的身体保护自己不生病、免受伤害的方式，但如果炎症持续时间太长，也会对我们的身体造成伤害。

免疫系统负担过重会发生什么？这就是一个完美的例子。炎症反应是为了保护我们免受短期的威胁（比如感染或受伤）而出现的。但持续的攻击使我们处于持续炎症的状态，我们的身体无法一直承受这样的状态。

据我们所知，肝脏有约 500 种不同的功能，并几乎支持人体的每一个器官。几乎我们摄入的所有东西都会经过肝脏，它是我们排毒系统的支柱。它就像一个过滤器，从我们的血液中筛出毒素，中和它们，然后把它们送出。

肝脏是一个适应性很强的器官，不会轻易受损，即使受损也能自我再生。但不良饮食、肥胖、大量酒精、环境毒素和无法正常代谢的处方药会导致脂肪肝，这可能会损害这一器官为血液排毒的能力。堆积的脂肪为毒素提供了藏身之处。

我们的肾脏也会因坏习惯而受到损害，它们本应保护我们不受这些坏习惯的侵害。约翰·霍普金斯大学的研究人员，对 2 000 多名年轻人进行了为期 15 年的跟踪调查。那些过度肥胖或饮食中红肉、加工食品和含糖饮料占比高的人，比那些饮食和生活习惯健康的人更容易出现蛋白尿——尿液中有蛋白质，这是肾脏受损的一种迹象。

我们生活的世界毒性越强，我们肾脏的负担就越大，然后我们的不良饮食和生活方式就如同雪上加霜。现在，死于肾病的美国人，比死于乳腺癌和前列腺癌的美国人的总和还多。但出于某些原因，我们并没有花太多时间去担心我们可怜的、劳累过度的肾脏。

超过 10% 的美国人患有慢性肾病，但许多患者自己毫无察觉，因为这些肾病没有任何症状。虽然可以做尿蛋白检测，但大多数人一直到需要做透析时，才发现自己早已患上了肾病。高血压会增加患肾病的风险，甚至有超过 ⅕ 的高血压患者同时患有肾病。

肾脏的作用不仅仅是过滤毒素，它还有助于维持人体内的酸碱平衡和电解质的稳定，调节血压，刺激红细胞的产生。这些功能对于支持我们的排毒系统也是必要的。如果肾脏受损，它们就无法正常运作，我们的免疫力就会受损，让我们猝不及防的坏事会接踵而至。事实上，这一切都可能是我们自己在过去几十年中酿下的苦果。

我们的排毒系统现在要处理的事太多了。随着时间的推移，我们的身体在遇到外部威胁后会变得更脆弱。我们的免疫系统已经不堪一击了。当我们曾经轻松化解的致癌物质突然开始改变基因的自我表达方式时，这样的事就会发生。

◑ 排毒系统的根基

正如我们已经说过的那样，人体中有不少器官和系统都会保护我们免受严重伤害，如皮肤、汗腺、肺、肝、肾、骨髓、胸腺、淋巴系统、免疫系统、肠道微生物、膀胱和结肠。

当然，这些并不能真正保证我们的安全。

如果没有其他四大生命力量，这些了不起的器官和系统都无法高效地工作。营养物质、水合作用、氧化作用和碱化作用是排毒系统的真正根基，是抗病免疫力的真正基础。

如果我们不能严守这四点，我们就没有好果子吃。我们的身体会变得像我描述的城市一样，被垃圾和污物掩埋。

说到自愈能力，最重要的是要记住：一个强壮健康、营养充足的身体，是一个对疾病不友好的环境。再怎么强调这点也不为过。任何疾病、损伤、失调和匮乏都会损害免疫系统的功能。高效排毒的第一步是处理好其他的事情。如果我们促进了好事、阻止了坏事，我们就会让我们的身体成为能够对抗疾病的强大机器，它本该如此。

如果我们这样做，就不用担心"染上"感冒了。我最受不了"染上"这个词了，这说明我们完全误解了生病的机理。我想用一个略带恶心的形象来说明我的观点：如果一个流感患者正对着我的脸，且对着我张开的嘴巴打喷嚏，而我的免疫系统又强壮又正常，虽然我会吸入很多细菌，但没有一个细菌能让我生病。因为健康的人体内环境非常强大，是无法攻破的。

然而，如果我们体弱多病、不堪一击——我们的身体呈酸性、脱水、缺氧、缺乏适当的营养物质，我们就会"请来"有害的细菌、病毒，甚至致癌物质。它们很乐意利用我们的热情好客占便宜。

这才是疾病的真正机理：我们不会"染上"感冒，是我们自己在食物、习惯、压力等方面的趋向，创造了欢迎或击退疾病的条件。现代人类死亡的几大主要原因，如心脏病、癌症、中风，也同样如此。在很多情况下，这些疾病和不健康的行为脱不了干系。不管我们是否意识到，疾病往往是我们做选择的后果。蚊子是不会出现的，除非哪个地方有一潭让它们能够繁殖、兴盛的死水。同样的道理也适用于微生物，它们是我们感冒和患病的源头。那么我们创造了什么样的环境呢？

当然，有的情况是我们完全无法控制的。比如孩子生病了，可孩子并没有主动去选择导致疾病的生活方式。即使生活方式健康的成年人也会患上慢性疾病。这再一次强调了一点：我们需要有意识地选择吃什么、不吃什么、多大的活动量、是否忍受压力和有害的人际关系。

请记住，10%～20%的疾病纯粹是遗传倾向引起的，其余的则受生活方式选择的强烈影响。虽然我们携带着很多基因，但并不是所有的基因都会自我表达。DNA会听从我们所创造的环境。不健康的饮食和其他不良习惯会促使某一种基因表达，吃优质新鲜的植物性食物、获得充足的水和锻炼会鼓励另一种基因表达。

营养是让免疫系统正常运转的最重要的因素。

在一些发展中国家，由于营养不良、缺乏干净水源、过度拥挤和缺乏卫生设施，感染成为了不少重病和死亡的原因。我们在前面说过，香料姜黄在印度极受欢迎，印度人每天都会吃姜黄，这就是原因。姜黄含有姜黄素，这是一种强大的抗炎和免疫增强剂。食物和香料也是药房。

我们有科学创造的神奇药物，但这样的"解决方案"往往会带来新的问题，而且让事情变得更糟糕。从前，人们经常死于免疫系统无法对付的细菌。后来人们发现了抗生素。它有问题，第一个线索就藏在它的名称中：biotic 意为"生命"，抗生素（antibiotic）意味着杀死生命。当初谁能预见到它的弊端？

快进到现在。美国 70% ~ 80% 的抗生素都是用于动物的。这些药物不仅仅用于治疗疾病，它们还能使牲畜长得更大更壮、健康可供食用。抗生素的过度使用导致耐药菌激增，现在每年有 10 多万美国人死于耐药菌。这些牲畜的肉在间接地危害我们。

除了全面的良好营养之外，我们的免疫系统还特别需要锌、碘、B 族维生素（尤其是 B_6 和 B_{12}）、维生素 A、维生素 C、维生素 E、铁、铜、叶酸和抗氧化剂辅酶 Q_{10}。锌能养护胸腺，胸腺能产生对抗感染的 T 细胞。矿物质硒也有助于人体制造 T 细胞。谷胱甘肽被认为是抗氧化剂中的王者，这意味着它比其他任何已知物质都更善于对抗自由基。能使蔬果呈现出明亮色彩的类胡萝卜素是一种天然色的营养素，也含有抗氧化剂；茶也是如此，尤其是绿茶。

所有这些物质都可以在膳食补充剂中找到，但天然的全食物仍然是最优质、最有效的来源。花生、黑巧克力、烤麦芽、烤南瓜子、烤葵花子中都含有锌（牡蛎、动物肝脏、螃蟹中也有）。刊登在《美国临床营养学杂志》上的研究表明，我们可以通过每天吃 2 个巴西栗获得身体所需的硒。我们也可以从葵花子、菌菇、全谷物和洋葱中获取硒。

抗氧化剂是指能对抗自由基氧化作用的维生素、矿物质和其他营养物质。例如，它们可以防止 *p53* 基因出现突变来以此抑制肿瘤。抗氧化剂还能保护我们的 DNA，这也是一种防止癌症在我们体内找到适宜生存环境的方法。

膳食纤维在排毒过程中尤为重要，无论是人体能吸收、利用的可溶性纤维，还是仅仅从我们肠道中穿过（并在沿途清除毒素）的不可溶性纤维。这又是一个吃完整的水果、蔬菜和谷物的好理由。

我们需要喝大量的水。在我们的身体里，水是一种非常强大的排毒剂。如果我们得到了适量的水分，我们就获得了将毒素和其他碎片排出体外的最佳方式。

实际上，脱水以多种方式阻碍了免疫系统的运行。首先，它会导致人体内组胺分泌的增加，这也会触发一种叫作血管加压素的化学物质产生，这种物质对免疫系统有很强的抑制作用。过量的组胺还会导致干扰素停止分泌，干扰素是一种存在于水分充足的人体中的重要抗癌化学物质。最后，组胺会抑制骨髓中的免疫活动，而骨髓是白细胞的制造中心，白细胞可以摧毁和抑制癌细胞。

当然，我们的饮用水应该尽量干净一些，因为水中的毒素和刺激物只会增加我们的负担。城市用水通常是用氯化物处理过的，目的是杀死潜在的有害细菌。这是一件好事，但我们最终不得不处理氯化物、氟化物和水中大量的总溶解固体，所有这些都会对健康造成危害。如果我们能找到一种安全的、未经处理的水源会好一些。

就连体育活动也会影响排毒过程。正如我们之前所说，强度过大的锻炼实际上会消耗氧气增加自由基的数量。测试表明，超级马拉松运动员和那些进行高强度运动的人，他们的 DNA 实际上会因此受到损害。

然而，我们可以通过食用富含抗氧化剂的食物提前阻止这种损害。来自爱丁堡龙比亚大学生物医学和运动科学研究小组的研究人员，测试了西洋菜对运动诱发的氧化作用的影响。在运动前吃了西洋菜的受试者，运动之后的自由基水平较低，而不吃的人自由基水平则较高。高自由基意味着 DNA 受损的可能性更大。科学家们还将西洋菜汁液直接滴入富含自由基的血液中，发现了同样的效果：这种蔬菜净化了血液。

在另一项刊登在《美国临床营养学杂志》上的研究中，研究人员发现西洋菜能够减少 17% 的 DNA 损伤。作者写道："研究结果表明，食用西洋菜可以通过减少 DNA 损伤并通过提高类胡萝卜素的浓度合理调节抗氧化能力，从而降低人体罹患癌症的风险。"

锻炼会对我们的排毒系统产生有益的影响。我们排出的汗多了，就会喝下更多的水，排尿量也更多，这可以排出体内的毒素。像二噁英这样的毒素会储存在脂肪细胞中，所以我们身体脂肪越少，毒素能够滞留的地方越少。如果我们脂肪多、身材不好，那么我们的饮食很可能就不健康，这本身就是对我们免疫系统的拖累。

我们还需要注意到周边环境中的所有毒素，并尽最大努力避免接触这些毒素。这是一个挑战。我们一天 24 小时都在与这个世界进行接触，我们碰到的任何东西，都会在我们的皮肤上、口腔中、肺部和细胞中留下残留物。

每天都有新的化学物质进入这个世界。它们存在于我们呼吸的空气中、我们喝的水中、我们用来建造房屋的木材中，以及家里的家具中、地毯上。它们存在于我们的衣服上，我们的肥皂、洗发水、除臭剂、香水和洗衣粉中——任何带有香味的个人护理产品都含有我们身体需要化解的刺激物。它们几乎存在于我们接触到的每一个人造物中。我们在不知不觉中吸收了这样的一些东西。研究人员在正常、健康的人体内发现了大量重金属，甚至铀。化学物质的攻击是持续不断的。看看你的除臭剂、润肤乳或沐浴乳的成分就知道了，里面没有多少天然物质。

对于这些毒素，我们能做些什么呢？进行控制。做出更好的选择，努力减少人体接触化学有害物质的机会。请记住，我们需要警惕的不仅仅是食品。如果有什么东西接触了我们，不管我们愿不愿意，它都会作用于我们。有些人只购买环保的个人和家庭用品，因为他们在乎这些产品对地球的影响。但不环保物质的危害其实远不止于此。如果某些东西对地球有害，那么它对我们可能也没有那么好。不要去支持那些并不关心你的公司。

如何知道我们的排毒系统是否负担过重？也许我们在欺骗自己，那些在折磨很多人的小病小痛，似乎更像是轻微的不适和刺激，而不是什么大病。皮肤干燥、痤疮、头痛、眼睛发痒、消化不良、便秘、关节疼痛、乏力……

所有这些都是那些战胜了我们的刺激物和炎症引起的。这些迹象多种多样、程度轻微，我们不会将它们与任何特定的原因联系在一起。这就是它们非常危险的原因所在，我们不会把它们当成重大疾患的早期预警信号。如果我们想要做些什么，首先我们需要知道要找什么。

任务清单

- 照顾好其他四大生命力量——适当的营养、水合作用、氧合作用和碱化作用，帮助你的排毒系统。否则，你就不能指望你的身体能对抗疾病，并帮你驱逐你无意中摄入的有害物质。

- 不要成为贪杯之人。现代生活已经给我们带来了那么多的空气污染和水污染，我们的饮食中有那么多的未知化学物质，我们的服装、个人护理产品和周围环境中已经有那么多的添加剂和刺激物。如果可以的话，我们应小心避免这些有害物质。

- 养成有利于肝、肾功能的饮食习惯和生活习惯，因为这些器官（尤其是肝脏）负责处理你每天吸收的所有毒素。

- 补充充足的铁、铜、锌、叶酸、辅酶Q_{10}，以及维生素A、维生素B（尤其是B_6和B_{12}）、维生素C和维生素E，这样你的免疫系统才能正常运作。色泽鲜亮的水果和蔬菜通常富含抗氧化剂，所以让你的眼睛来指引你很重要。

13. 给孩子吃什么？
健康从小抓起

我老是看到这样的事情：人们在饮食选择方面做出了积极的改变。看得出效果，太棒了！

可是到了喂孩子的时候，所有那些良好的意图和明智的决定都被抛诸脑后了。从理论上讲，每个父母都希望给自己的孩子最好的东西。但出于某种原因，有时这并不包括他们的饮食。如果父母吃的食物很糟糕，这就够糟的了。但更糟糕的是，为人父母者已经明白了营养的重要性，却仍然让孩子乱吃乱喝。这就像自己戒了烟，却允许孩子吸烟一样。

尽管最近情况有了一些改善，但儿童得肥胖症和糖尿病的概率仍然高得让人无法接受。我们认为这当属一种国家紧急状态。新闻报道的一项最新研究表明，美国有⅕的青少年男孩患有注意力缺陷和多动症。而且不只他们，女孩也有这些问题。这又是一个令人担忧的问题。

这些孩子营养不良、睡眠不足、水分不足、体内装满了有毒的化学物质，然后我们发现他们正在为此付出代价。你是不是深感震惊？如果他们没得病，才令人震惊。

我在别处提到过，目前存在两种不同的饮食文化，一种是好的，另一种是坏的。还有另一个划分方法：一种是成人的饮食文化，另一种是儿童的饮食文化。餐厅提供两份不同的菜单。对于成年人，有多个美好的餐食，健康的选择，各种蔬菜和沙拉、香料和调料，厨房现做。而在孩子们的菜单上，有披萨饼、白面粉做的意面、热狗、汉堡、苏打水、巧克力牛奶，以及切成可爱形状后裹上面包屑油炸的加工劣质鸡肉。所有这些都令人生疑，给孩子们的信息很明确：我们希望你们选择吃这些东西，你可以忽略真正的食物。

不仅仅是餐厅，每种饮食文化都有自己的信息来源。儿童食品媒体是由宣传含糖谷类早餐、开心乐园餐和软饮料的广告构成的。孩子们竖起耳朵听着小伙伴们争论哪个便宜的夹馅披萨质量更好，或评论某家新开的酸奶冰淇淋店如何如何（在那儿，孩子们可以自己放上喜欢的点缀糖果），这些信息就像空气一样包围着他们。他们不会关注报纸上关于最新健康研究的报道，也不看医疗方面的电视节目。他们看的是朋友们在推特上发布的新开业的快餐连锁店，或者在 Instagram 上看今天的大餐照片。当孩子们感到饥饿时，他们不会考虑胆固醇。他们也不会担心盐、糖、脂肪，更不会担心疾病、衰弱和死亡。

当然，家长们应该知道得更多。我们每年带孩子去做一次检查；孩子一出现什么状况，就赶紧带孩子去看儿科医生；我们给孩子们买市场上最好的汽车安全座椅，寻找最好的学校和露营地。为了让孩子拥有幸福健康的未来，我们的奉献是无限的。但我们仍然在让他们随意往自己的肚子里塞食物，只要他们喜欢就行。当然，你希望她也会吃你的有机芝麻菜沙拉，但如果她不肯吃呢？把薯条拿来吧。谁想在吃饭时一直听孩子抱怨呢？如果他选择喝水而不是那种甜甜的运动饮料，那就好极了。但喝运动饮料总比什么都不喝强，对吗？

很久以前，在我小的时候，偶尔大人给孩子一块饼干、一块糖果或一个蛋卷冰淇淋，让孩子高兴高兴，这样的状况也许还说得过去。那时候，吃一点加工食品是难得的，孩子那年幼的身体还能够承受。当时还不存在会使用化学物质的食品生产流程，孩子们的身体不会受到源源不断的糖、盐、不健康脂肪和各种化学物质的攻击。就在不久以前，孩子们还在吃和父母一样的食物——完全在自己家中做出来、端上餐桌的全食物。成人和儿童采用不同饮食的想法似乎很荒谬。一旦把大人和儿童的饮食区分开来，就会出现儿童肥胖症。你认为这是巧合吗？

当我还是个孩子的时候，我就走上了追求营养之路。我真的不知道我在做什么，只知道我当时觉得很不舒服，有人告诉我，吃不同的食物就能给我带来改变。的确是这样。你不能强迫孩子养成良好的习惯，这也许说得没错。但如果我们表现得像是我们期望他们吃不健康食物的时候，他们就再也没有任何机会养成良好的饮食习惯了。

即使是最健康的孩子也面临着危险。高中和大学的运动员拥有美妙健硕的身体，他们进行锻炼，因此他们由内而外变得强壮、迅捷和美丽。但只要训练或比赛一结束，他们就会冲向最近的汉堡或披萨店。他们一早就吃甜甜圈，喝能量饮料。如果他们吃得好、喝得好，就会更健康、更强壮——但你很难说服他们，虽然这是事实。他们正在养成坏习惯，这些坏习惯需要他们的身体付出很多年才能改掉——如果能改掉的话。

我希望自己能说服那些孩子：如果你们现在吃了糟糕的食物，就会欠下营养债，总有一天你们将不得不为此付出代价。

我想告诉他们，现在吃加工过的膨化食品、苏打水及其他所有东西，不会感到不适。但当他们到了40岁、50岁或60岁时，他们欠了几十年的营养债就会找上门来。突然之间，他们的身体会受限，这都得归咎于他们年轻健硕时做出的选择。患上糖尿病、心脏病、关节疼痛或高血压，这些都有可能。

到了那时，他们会问自己一个问题——每个人在痛苦的时刻都会问的一个问题：为什么偏偏是我得了病？我们成年人知道为什么。

我们向孩子们传达的信息是，年轻可以保护他们不受营养不良的影响，就好像年轻是一种免疫力一样。但事实并非如此。在他们胡吃乱喝时，就已经对身体造成了真正的伤害。我们健康的两大杀手——心脏病和癌症，需要几十年时间才最终形成，但祸根可能从童年时期就埋下了。然而，有些大人只是耸耸肩，任由孩子们对膨化食品和各种含糖食品的嗜好。有一天，当这些孩子长大、生病时，我们会把他们的病与他们年轻时的高风险行为联系起来吗？最新科学发现，已经将儿童营养与成人健康联系起来了。我可以打赌，以后你会听到更多这方面的消息。

我们让孩子们在像营养这样重要的事情上做出错误的选择，但我们不会让他们在其他事情上做出类似的决定。孩子们会无知地吃垃圾食品，就像他们会把所有的时间都花在玩电子游戏或熬夜看电视一样。但我们不会让他们那样做，对吗？作为父母，我们为自己坚持让他们努力学习、按时睡觉而感到自豪。因此，为什么要任由他们用糟糕的食物和毒素来塞满肚子呢？

也许孩子们确实需要自己摸索，自己做出合理饮食、参加运动、保持身体健康的决定。也许我们应该让他们自己说："我长胖了，真难看啊，我不喜欢这样。我可以改，我能控制自己。"

但我们仍然需要更好地引导他们。你可以先改变自己，这样你的孩子才有可能注意到你对自己身体的尊重和爱，并且也这样做。

任务清单

- 不要让孩子们吃你不会吃的东西。还有比这更简单的吗？孩子们正在养成终生的习惯和喜好。以为他们年轻，因此对糟糕的食物有特殊的免疫力？这是错误的。

- 让你的孩子多喝水。一般孩子不喜欢喝水，那是因为有人给他们提供了太多甜丝丝、色彩鲜艳、充满泡沫、包装花哨的替代品。我们能责怪他们拒绝喝白开水吗？研究人员不断发现，饮水不足与注意力缺陷症、多动症之间存在关联。如果喝更多的水，就能让这些孩子受益吗？在让孩子吃药之前，我们应该首先试着去改进他们的饮食习惯。

- 帮助你的孩子了解他们今天选择的食物，可能会对他们未来的健康产生巨大影响。正如科学证明的那样，心脏病、癌症等慢性疾病，可能在我们还很年轻的时候就已在生根发芽了。

14. 怎样补充营养?
营养补充剂的作用和应用

让我们先提醒自己一件重要的事:补充不是替代。

只有首先保证合理的饮食,并从新鲜、完整的食物中获得尽可能多的营养,我们才能保持健康。我们不能一边留着坏习惯,一边妄想靠吃药进行弥补。事实上,如果我们没有学会合理饮食并好好照顾自己,那么我们的身体甚至无法完全利用这些营养补充剂。我们必须放弃这种"大补救"的心态。

尽管如此,除非我们生活在有机农场中,远离这个受到污染的世界,并食用各种新鲜出土的全食物,而且大部分生吃,否则我们可能需要补充的饮食,否则就会缺失一些营养。如果不是这样就好了,但让我们现实一点吧。

如果我们的食物无法提供足够的营养或防护性物质,那么应该首先考虑我所钟爱的超级食物("我的超级食物猎手生涯"谈的就是这个问题)。和其他食物一样,超级食物是全食物。我们吃的是不掺杂质的超级食物,因为它们是在自然界中发现的,但有时是脱去水分或磨成粉状的。超级食物的营养非常密集，通常带有一些异域风味，它们可以补充我们日常营养的不足。

例如，如果我们需要更多的维生素 C，但不需要吃药，我们就可以试着在饮食中加入一些辣木叶粉、卡姆果粉或枸杞，这应该可以达到目的，无须求助于实验室或工厂制造出来的东西。

但即便是优质食物和超级食物构成的健康饮食，对我们来说仍然是不够的，我们还需要一点别的。

唯一的问题是：我们需要补充什么？应该怎样补充？

◑ 各种维生素

好的，让我们从最基础的说起。我们应该尽量从饮食中获取几乎所有的维生素和矿物质。没错，几乎所有的营养物质，我们都能找到人工合成的对应药片和胶囊，但是我们只能通过它们得到一种营养物质。而水果或蔬菜却含有成千上万的维生素和矿物质，还有抗氧化剂、酶、植物营养素、辅因子等，这些对人体都有非常特别的生物效应，在大自然创造的平衡与和谐中对我们起作用。

市场上几乎所有的营养补充剂和药品都是受植物中的化学物质启发而制作出来的，为什么是这样呢？因为大自然的解决办法比我们的更好。大自然已经创造出来的东西，人类永远无法复制出来。我们在实验室中提取出什么成分时，总会有意想不到的副作用。自然界是多姿多态的，它是多层次、多成果、多益处的。

不管怎样，我们真的不知道，那个装着补充剂的瓶子或罐子中，到底有些什么东西。每个配方都不一样，每一种都多少含有标签上宣称的东西。但并没有证据表明，我们的身体会发现它是可以利用的，而这才是最重要的。我们也不知道它还含有什么其他物质——总有一些其他的东西。

但是，当我们吃苹果或生菜时，就不用去猜测了。我们知道那是活的生命，就像我们一样。我们不需要去看那些小字就知道它含有什么成分。

我想说的是，我们应该从天然的全食物中获取维生素，但有维生素 D 和维生素 B 例外。

◑ 维生素 D 对于预防癌症的作用

维生素 D 是人体中最强大的抗癌成分之一，它拥有有益的、增强免疫力的功效。通常我们通过让自己暴露在阳光下获得维生素 D。但如果我们涂抹了防晒霜，我们的身体就失去了生产这种重要维生素的能力。防晒系数为 8 的防晒霜可以让皮肤失去 99.9% 的维生素 D 生成能力，这显然不是什么好事。此外，大多数防晒霜含有化学物质氧苯酮，它可能会破坏激素系统、刺激皮肤。现在有一些所谓的专家建议人们在任何时候都要涂抹防晒霜，他们太愚蠢了。虽然我们要小心避免晒伤，但也不能看到太阳就躲。

即使能晒到阳光，我们很可能也需要服用维生素 D 补充剂——特别是在室内工作，或者生活在冬天很冷的地区的话。根据 2006 年刊登在《美国公共卫生期刊》上的一项对现有研究的调查："大多数研究发现，充足的维生素 D 具有保护作用，能降低癌症风险。有证据表明，努力改善维生素 D 的状况，例如补充维生素 D，能以低成本降低癌症发病率和死亡率，且几乎或没有不良影响。"

维生素 D 的另一种天然来源是菌菇。食用菌菇将使你获得健康剂量的维生素 D。但也有一些补充剂是由暴露在 UVA/UVB 光下的菌菇制成的，这个方法不错，比服用在实验室合成的维生素 D 好。

◑ 维生素 B$_{12}$ 对于预防癌症的作用

我们可能需要补充的第二种是维生素 B$_{12}$。它对造血、维护神经系统、促进能量的产生非常重要。肉类、奶制品、蛋类、乳清等动物性食品是其常见来源。但这可能还不够，特别是如果你试图以吃素为主的话。纯素食者和素食主义者缺乏维生素时，可以吃发酵食品、营养酵母或含有甲基 B_{12} 的维生素补充剂，甲基 B_{12} 比任何其他形式的维生素 B_{12} 都更容易分解。每天摄入 10 微克 B_{12} 是个不错的目标。

◖ 酶

在前面的"一号生命力量：营养物质"中，我们已经说了不少关于酶的事情。酶对健康的重要性再怎么强调都不为过，但我们很难通过自然方式获得足够的酶。在我们迈入 30 岁之后，体内酶的分泌量会大幅下降。

酶是由氨基酸组成的，而氨基酸要么在我们体内产生，要么从外界获得。酶是促成我们体内每一个生化反应的催化剂。也就是说，没有酶，什么都不会有——不会产生能量，无法吸收营养，也无法进行细胞排毒。如果没有酶，生命本身就会戛然而止。它们是人体的劳动力，这很重要。

人体中含有三种酶。第一种酶存在于完整的、新鲜的食物中。这些酶能帮助身体代谢我们吃下的食物。但如果将食物加热到 118 华氏度（约 47.8 摄氏度）以上，酶就会死亡。这就是生食很重要的一个原因。

不过，大多数人不会每顿饭都吃生的，那会很无聊。烹饪是我们人性的表现。在某些情况下，烹饪实际上会使一些食物更有益健康。许多脂溶性维生素和其他营养物质在加热后更容易获得。熟西红柿比生西红柿提供更多的番茄红素，胡萝卜中所含的维生素 A 和类胡萝卜素在烹饪后更容易获得。但要记住，烹饪会破坏很多其他水溶性营养物质，如维生素 B 和维生素 C。所以对于蔬菜来说，75% 生吃是一个很好的饮食习惯。

第二种酶是消化酶。每一种消化酶都负责代谢一种特定的营养物质。淀粉酶分解碳水化合物，它存在于我们的唾液中，我们的消化始于唾液。脂肪酶是一种对脂肪起作用的酶。蛋白酶分解蛋白质。还有一些酶对膳食纤维、奶制品等起作用。

第三种酶是全身酶或蛋白水解酶。它们是所有生化反应的催化剂，就像消化酶一样，但这些酶会作用于我们的整个身体。它们有很多重要的作用，比如对抗炎症，控制我们的免疫系统，净化我们的血液，等等。最近有大量的研究关注它们在预防人类健康两大杀手——心脏病和癌症方面所起的作用。服用全身酶补充剂是消除各种炎症的最佳无毒方法之一。消除炎症至关重要，因为慢性的全身炎症会影响我们的整体健康。

研究人员使用全身酶补充剂来治疗运动损伤。在测试中，在比赛前服用酶补充剂的拳击手和足球运动员，受到的伤害都比那些没有服用的人少。研究人员也认为，酶可以缩短受伤后的康复时间，并促进骨科手术后的患处愈合，因为它们可以增进血液流动。阿司匹林和对乙酰氨基酚等非处方药物虽然也有同样的效果，但这些药物已被发现会导致肝脏损伤。考虑到日常生活中的有毒物质含量，现在那个器官已经够忙的了。所以你应该能明白，为什么让酶来处理这些问题更好。

◐ 益生菌

益生菌是对其他活菌有益的活菌。正如我们在"供养另一个我们"中讨论的，我们的身体严重依赖于我们随身携带的数万亿细菌，这些细菌大部分在我们的肠道中。这些单细胞生物甚至不属于人类，但它们帮助我们分解和利用我们吃下的东西。它们还执行许多其他重要的功能。没有它们我们就无法生存，当它们失去平衡时，我们就会受罪。它们有成千上万种，有些对我们有好处，有些没有。

早在 20 世纪初，俄罗斯诺贝尔奖得主伊利亚·米奇尼科夫（Ilya Mechnikov）就提出了这样的理论：某些肠道细菌消化蛋白质时会产生毒素，使人体内环境呈酸性，使人衰老。他的理论是，食用发酵乳制品（他选择的是酸牛奶）会引入能降低肠道酸度、促进健康和长寿的微生物。从那时起，人们发现益生菌具有抗癌作用，并能改善肠易激、高胆固醇、高血压、抑郁等疾病。

在过去的30年中，我们开始了解补充某些细菌有益于我们的消化系统，但仍然没有确切的科学证据证明这种方法有效。但我（和很多其他人）对此深信不疑。

益生菌存在于酸奶、开菲尔等发酵食品中，以及韩式泡菜、德国酸菜、味噌、纳豆和康普茶等酿造食品中。你会注意到，这些食物并不是我们所说的标准式美国饮食的组成部分。曾几何时，地球上的大多数人都会吃一些发酵的食物。那时，人们明白食品的作用是促进身体健康。现在我们已经失去了那种营养使命感，在我们的日常饮食中缺乏经过发酵的、富含益生菌的食物即为证明。我们都应该多吃富含益生菌的食物。

如果我们还需要补充更多益生菌，我们可以在大多数健康食品店的冷藏食品区找到补充剂，找含有双歧杆菌或乳酸菌的产品。

之所以将它们冷藏，是因为它们到达我们的肠道时，得保持活性。

最近，一种有点激进的补充方式——粪便移植被成功地用于改善肠道的环境。健康人的少量粪便被植入肠道疾病患者的肠道中，很快，患者体内微生物的结构就改善了。

没错，就是粪便移植。真正吸引人的是，移植受者会立即想吃那些捐赠者喜欢的食物。这是一个快速而肮脏的解决方案！我并不是说这就是最终的答案，但它确实证明了微生物对我们的重要性。

◑ 必需脂肪酸

营养学术语中的"必需"，指的是我们需要、人体无法产生、必须从外界获得的物质。我们的身体需要脂肪酸来完成许多重要的任务，例如，细胞膜的形成、大脑和神经系统的组织形成。脂质是创造和维持健康细胞的关键。只有两层脂质保护我们的 DNA 免受损害，并帮助保养我们的端粒。这种保护是由脂肪酸完成的。

其中有两种脂肪酸是人体必需的，这就是我们需要从外界获得 α- 亚麻酸（更广为人知的名称是 ω-3 脂肪酸）和亚油酸（ω-6 脂肪酸）的原因。绿叶蔬菜和种子中含有这些物质，但鲑鱼、鲭鱼和贝类这样的油性鱼类能提供的脂肪酸最多。我们尤其需要 ω-3 脂肪酸，它能平衡人体中似乎已经过剩的 ω-6 脂肪酸。

ω-3 脂肪酸是抗炎的，可以对抗自由基。它与心脏健康有关联。必需脂肪酸还有助于将氧气送入细胞中，以保护我们免受细菌和病毒的侵害。别忘了，在"三号生命力量：氧合作用"中我们谈到过，适当的细胞呼吸对于预防癌症的重要性。

正如我之前所说，我们可以从鱼类中获得脂肪酸，但这可能会带来其他问题。经常吃鱼的人需要检测血液中的汞含量。在水中还发现了多氯联苯、二噁英和其他致命污染物，在鱼体中也有发现。

因此，补充必需脂肪酸的最佳方法，可能不是最常见的那种——吃鱼油胶囊，因为我们不知道这些鱼吃了什么、吸收了什么毒素。我们必须了解我们所生活的世界。吃奇亚籽、亚麻籽、美藤果油和核桃更好，然后补充一些从藻类而非鱼油中提取的 DHA 和 EPA 补充剂。

◐ 蛋白质

正如我们在前文谈到的那样，由于我们爱吃肉、鱼和蛋，许多人获得的蛋白质已经高得不健康了。但有的人，尤其是纯素食者和素食主义者，做出的食物选择未必总是对的，他们正处于摄入蛋白质太少的危险之中。记住，避免食用动物性食物并不会使人获得充足的营养。我们仍然得学会明智地饮食。

对于喜欢运动的人，我推荐纯素蛋白粉，原因有 3 个。

首先，它不是由乳清制成的，所以你不用担心是否能吸收乳制品中所含的乳糖。大多数乳糖不耐受患者都不知道这一点。此外，最好避免接触饲养奶牛所用的激素和其他产品，或饲喂奶牛所用的转基因生物。

其次，纯素蛋白来自于豌豆、燕麦、螺旋藻、小球藻和其他植物。它们含有一些对人体最重要的氨基酸，如谷氨酰胺、亮氨酸、异亮氨酸、精氨酸和缬氨酸，而且这种形式的蛋白质很容易被我们的身体吸收。这就减少了肠道的压力，因为肠道需要得到所有能得到的帮助。

最后，特别是当我们进行高强度的运动时，我们的身体需要蛋白质来修复和保持肌肉。为了达到最好的效果，可以服用蛋白质粉，不要服用胶囊。

◐ 硫

甲基磺酰甲烷（MSM）是一种天然形成的硫化物，能帮助营养物质进出细胞。这本身就是一项非常重要的工作，而且我们也需要硫帮助我们产生谷胱甘肽这种主要的抗氧化剂。硫已被证明可以缓解关节疼痛和炎症，并帮助肌肉在运动后得到恢复。它还能全面改善细胞健康。关于硫对健康的作用的研究还不多，但随着我们逐渐了解它的重要性，这种情况正在改变。

MSM（与普通的硫、硫酸盐或亚硫酸盐无关）对细胞通透性、减少氧化应激极为重要。生鲜绿色蔬菜中含有 MSM，但我们摄入的 MSM 可能还不够。原因很简单，我们的土壤已经失去了营养。这就是我非常信任 MSM 补充剂的原因所在。但并非所有的 MSM 都是一样的。经证实，通过蒸馏天然木脂素（如松树中的木脂素）的方式加工，而不是通过化学方式提取的 MSM 最佳。

◗ 绿色蔬菜

我们都需要吃更多的绿色蔬菜。当然，可以先试着吃新鲜的有机羽衣甘蓝、罗马生菜、菠菜、蒲公英和芝麻菜。加一些超级食物，如辣木叶、小球藻和螺旋藻，你就吃到了更多的好东西。然后再考虑吃一些海洋浮游植物，这些来自海洋的绿色之源，是地球最大的氧气供给者。它们含有微量元素、DHA、ω-3 脂肪酸和其他对大脑、神经系统有益的物质。绿色蔬菜能促进排毒，平衡酸碱度，降低炎症反应，增强免疫系统功能。

任务清单

- 服用一些必要的补充剂。鉴于目前的营养环境，我们需要服用保健品，以补充我们饮食中缺乏的东西。首先，要吃健康的食物，喝大量的水，然后用补充剂来支持这些习惯。

- 服用维生素D补充剂。我们大多数人都没有获得足量的维生素D，而它对于预防癌症非常重要。如果你不吃动物性食物，你可能必须服用维生素B_{12}，它有若干重要的功能。

- 服用酶补充剂，这可以促进消化系统的健康，支持发生在我们全身的必要的生化事件。正如我们在本节中谈到的那样，大多数人也应该补充一些矿物质、必需脂肪酸，甚至蛋白质（对于那些不从动物性食物中获取这些物质的人而言）。

15. 最后的小结
相互作用、影响的五大生命力量

  我之前不止一次提到五大生命力量，你要牢记的关键一点是：每一种生命力量，都能支持其他四大生命力量。如果我们饮食得当，良好的营养会自动使我们保持弱碱性，也会帮助我们拥有丰富的矿物质。健康的饮食也意味着我们能获得大量的抗氧化剂，帮助我们的免疫系统对抗疾病。如果我们吃对了食物、喝足了水，我们的组织就会富含氧气，让我们充满能量。水合作用和氧化作用也有助于我们的身体排出毒素和细胞碎片。

  反之亦然：如果我们不能维护好其中一种生命力量，就会拖垮其他生命力量，引发一连串问题，随着时间的推移，这会造成严重的破坏。如果我们的饮食很糟糕，我们排毒的能力就会削弱。如果我们不能好好地排毒，酶的功能就会减弱。当这种情况发生时，我们所有的细胞都会遭殃。如果我们饮水太少，细胞就无法正常代谢我们所吃的食物。当这种情况发生时，排毒系统就会承受额外的压力。如果我们的身体是酸性的，我们的细胞就会缺氧，这就给癌症和其他疾病战胜我们提供了更好的机会。

所有这些相互联系清楚地表明，这五大生命力量实际上只是一种生命力量的五个组成部分。明白了这一点，我们学到的所有科学知识，都会变成我们内在的智慧。这太令我兴奋了——看到我们能够给自己提供滋养，让自己得到再生，赋予自己能量，治愈自己，真正了解自己的时候，那一刻好似醍醐灌顶。这一切都应归功于空气、水和新鲜的全食物。

太震撼了！

16. 态度决定一切
第六大生命力量

其实还有第六大生命力量。

虽然很难想象还有什么会比呼吸、吃喝更重要，但第六大生命力量的确是所有生命力量中最重要的。

如果没有第六大生命力量，我们永远无法控制其他五大生命力量。

第六大生命力量是态度。

正是我的态度让我如此狂热地关注自己的健康，现在也关心你的健康。我想要最好的超级人生，我希望你也想要拥有这样的人生。我们低估了我们个人拥有的创造和改变的力量。如果我们允许自己去使用它，我们的力量将无比强大。

我的态度让我如此执着于寻找最好的食物，地球能给予我们的最新鲜、最干净、最有效的营养物质。出于某些原因，我永远不会说："行了，这已经够好的了。"我一直都知道，还有更高的层次，还有一些新的东西，这些是我现在都无法想象的。如果我继续追寻，也许我会发现它。即使我没有达到这个目标，我也想尝试一番。

在这个过程中，我跋涉了几十万公里，并机缘巧合地见识了悠久的文化、用自然力治疗别人的医师和传统的生活方式，我喜欢做这些事。但是，如果我不去应用我学到的东西，并分享这些知识，把它们传播出去使其发挥价值，那么这一切就毫无意义。

态度让我积极参与并推动着我坚持这样的信念：我们理应身强体壮、有声有色地活着，而且我们应该尽一切努力去实现这个目标。看到人们无法过上他们应过的生活，反而满足于这样退而求其次的状态，尤其是这一切都是拜他们自己所赐，真的让我受不了。我真的相信，一旦我们认识到我们自己是多么了不起的奇迹，我们就会去过与之相应的生活。

我也看到了一些反例。我父亲因酗酒而去世，我想起了他去世前的样子。他是个了不起的人，但他给自己创造的世界，让他觉得除了喝酒之外别无选择。你猜怎么着，如果你认为某事是真的，它就会变成真的。

努力去过我们想要的生活，或者至少通过采取一些实际行动来争取实现这种生活，拥有这样积极的态度会给我们带来一些切实的好处。和地球上的万事万物一样，我们也受到磁力的影响。物以类聚，积极的态度和行动会让你靠近那些和你有同样想法的人，他们会回应你并给你打气，鼓励你好好生活。我们都会释放出自己的能量——科学家正在测量并研究它的影响。情感和情绪对我们的身体有强大的影响，这一点是确信无疑的。

然而，我学习这些健康知识并不是为了卖弄自己的聪明，或者告诉别人该做什么。我学这些是因为我渴望弄明白，如何能让自己更强壮、更健康，并获得快乐和平衡。这得追溯到我孩提时代的某一天，在那一天，我决定多吃一些葡萄柚，控制我的身体和人生。从那时起，我一直想弄明白，怎样才能充分利用此生、快乐幸福地过一辈子。然后就是付诸行动。

据我所知，我没有来生了。如果此生我没好好把握、过得不顺，我也不能重来一次了，那就太糟糕了。

　　如果你想去某个地方度假，比如去巴黎或迪士尼乐园，你一定要把握这个机会，让自己拥有最美好的旅行体验。你怎么能接受早早离开这个世界呢？

　　最重要的是记住我们为什么要这样做。不仅仅是为了保持健康。看护好五大生命力量并不是重点。学习如何让我们的身体保持最佳状态，也不是我们的终极目标。健康很重要，那是因为我们需要健康的身体才能拥有我们想要的那精彩绝伦的人生——快乐、积极、平衡，以及充满激情、能量和爱。这才算真正地活着！

　　这才是最重要的，不是吗？

Chapter Two

行动起来!

我们已经全面了解了健康饮食的科学知识，现在是时候好好利用这些信息了。

首先，我们将回顾一下健康饮食的若干原则。随后我给出了一些关于清理厨房的建议。其次，你会发现若干个含有人体所需各种营养的食物清单，然后是一份10天饮食计划来助你入门。最后，我将分享一些食谱，并留给你一份终极任务清单。

1. 怎么吃？
将信息付诸行动

　　健康饮食的第一条规则：应该只吃我们爱吃的东西；第二条规则：应该只喜欢吃那些对我们有益的东西。

　　现在你可能需要思考一下。很多人都爱吃巧克力曲奇、奇多、热狗、巧克力豆、冷冻的墨西哥卷饼、意大利辣香肠披萨、果酱甜甜圈、魔鬼蛋、奶油夹心面包、巨无霸、啤酒、厚切碳烤牛排……，多得说不完。

　　我们明白，尽管这些食物的味道可能不错，但它们会对我们造成伤害，得不偿失，所以我们得避开它们。

　　我们需要明白，不健康的食物会像毒品一样损害我们的健康。更可怕的是，想想看有多少人对糟糕的食物上瘾。垃圾食品并不违法，也不会遭到社会的抵制。确切地说，它也不会让人上瘾。但是如果我们吃了很多垃圾食品，它会给我们带来很多危害。

　　垃圾食品就像一个坏男友：我们喜欢它，但它伤害了我们。

　　告诉我，怎么会有人不喜欢熟透的、红红的大草莓呢？它在你的味蕾上绽放，是那么香甜、鲜美、多汁。巧克力豆真的能和它相比吗？爱上好食物就像爱上坏食物一样容易，甚至更容易。但也许在一开始，你需要付出一点努力。我们得先学会喜欢坏的食物，这样在一段时间之后，我们才能教会自己去爱上好的食物。

我已经反复说过多次：吃东西应该是一件让人兴奋的事。每顿饭都应该让我们感到幸福。如果不是这样，那我们就在做不正常的事情。我们正在欺骗自己远离生活中最靠得住的快乐。现在，我们匆匆忙忙、不加考虑地吃下一顿又一顿饭，没有把我们吃的东西和我们自己联系起来。我真的相信，这是我们目前面临的营养危机中的一个大问题。

如果我们允许的话，感觉会引导我们去吃闻起来不错的东西。生的食物尤其会发出信号暗示其成分，而我们的嗅觉可以读取这些信息。我们得多留点神。

那些食品公司利用我们的嗅觉来对付我们，制造一些食品来迎合我们对脂肪、盐或糖等营养物质的原始喜好。但如果你喜欢成熟的菠萝、芦笋的香味，或番茄上的新鲜罗勒的芳香，那是因为你的身体在告诉你：吃这个！你的身体凭直觉知道这些食物中含有什么，即使你对此一无所知。色彩也是一样——我们在视觉上被樱桃、甜菜根、辣椒、西瓜和蔓越莓成熟时的红色所吸引，我们并没有想到，这种色彩来自黄酮类化合物，它在暗示我们，这些食物中含有抗氧化剂。或者我们会被茂盛的深绿色叶片的菠菜、芝麻菜、牛皮菜所吸引，那是因为我们的身体渴望能净化血液并提供矿物质的食物。

纯粹的身体欲望是选择吃什么的第一要义。不要因为你该吃什么才吃什么。吃东西是因为你想吃，非常想吃！让你的身体以真实的方式表达它最基本的愿望。"给我吃的"，这是我们身体的召唤，而我们的工作就是回应它。

如果我们坐在那里咀嚼着我们讨厌的东西，那么吃东西还怎么能带给我们快乐？如果我们害怕最终的结果，我们会在采购、准备和烹饪食物上花多少心思呢？最重要的是，多久之后我们又会重新拾起以前的坏习惯呢？

吃东西时我们需要记住，我们的食物很快就会成为我们的一部分。它将被我们的骨肉、血液吸收。它的美、它的活力、它的生命都将属于我们。

食物是诱人的。看到了吃的，我们就会去吃了它。我们依然是穴居人。当年人类就是这样生存下来的。我们只需让自己明白：现在我们是谁，我们的身体是如何运作的。无论我们吃下了什么东西，似乎暂时都挺舒服的。但随着时间的累积，我们终将付出代价。我们必须接受这一点，并学会依据这些知识来选择食物。

说了这么多，我反对强制别人去吃什么的做法。我知道我喜欢吃什么，但那是对我、我的身体、我的生命有益的食物。如果我们要在今后的每一天都吃某一些食物的话，我们就必须找到自己真正喜欢的。不是像吃药一样地机械咀嚼和吞咽，我的意思是，要津津有味地吃下它们，而且感到兴奋。90%的节食失败是因为节食者不喜欢他们吃的东西。没过多久，他们就会回归自己喜爱的饮食模式，体重又回来了，甚至比以前更重。

我们会乱吃一气，这应归咎于一种本书中提到过的、非常好用的"断联机制"：人类普遍拥有一种明明知道却装傻充愣的天赋。我承认，一部分人在选择吃什么、不吃什么食物方面可能需要咨询专业人士。如果你不是100%的健康，你可能需要医生或营养学家来帮你定制最佳饮食方案，但大多数人实际上并不需要这样的专业建议。

人们总是问我："嘿，我该吃什么？"我总是反问："那你该吃什么呢？"大多数人都和我一样清楚答案。他们对此的了解，并非源自食品行业的营销活动或某种饮食风尚，而来自于他们自己的天然的本能感觉——应该吃新鲜的全食物。如果我们承认这一点，我们就必须采取行动，但我们未必做好了行动的准备。所以我们玩起了心理游戏——对自己隐瞒，让自己看不见。这是一种我们离不开的心理工具，似乎挺有效。

所有的工具都有老旧过时的时候，不是吗？

当我们再也无法假装我们的饮食习惯不会给我们带来疾病、体弱和早逝的风险时，我们就准备好做出改变了。

我认识的所有戒烟者都说他们以前喜欢抽烟，但是他们都戒烟了。与50年前相比，如今人们对吸烟的态度使戒烟变得更容易了。在吸烟这个问题上，我们做出了重大转变。这不是在一夜之间发生的，这不是从天而降的。

政府开始采取措施：政府要求烟盒上必须印上卫生总署发布的吸烟致癌致死的可怕警告信息；禁止相关的电视广告；禁止在公共场所吸烟。没过多久，似乎整个世界都在抵制吸烟了。

这样一来，戒掉这个习惯就容易多了。尼古丁仍然像以前一样让人上瘾，但一旦风潮改变，吸烟者的数量就会迅速下降。戒烟的人变多了，抽烟的人变少了。

如果在对待那些糟糕的食物时，也出现了这种现象呢？面对所有那些坏食物——快餐、加工食品、糖、便宜的碳水化合物、不健康的脂肪、化学添加剂、任何和吸烟一样会使我们生病和短寿的食品，也许政府会再次挑起大梁。在禁止反式脂肪、规范食品标签标识方面，政府已经取得了一定的成效。但还有很多努力要做。

如果我们不再把钱送给那些无良公司——它们从损害我们的健康、导致我们早逝中获利，那情况会怎样？

与其干等别人做出改变，不如我们现在就下决心行动，那情况会怎样？如果我们能更好地照顾我们的孩子，拒绝给他们吃不健康的食物，那又会怎么样？

涉及食物时，我们需要质疑一切。大家一直在吃，并不意味着这东西对我们有什么好处。有些食品已经成为我们文化的一部分，所以我们毫无保留地相信它们，而无法看到它们正在伤害我们。

比如，糖霜玉米片成为美国人早餐桌上的主食已经很久了。当年，内科医生约翰·哈维·凯洛格（John Harvey Kellogg）将加工谷物添加到了素食者的饮食中。他认为，肠道中那些不健康的细菌和微生物会在我们消化蛋白质的过程中产生毒素，导致血液中毒。因此，他提倡将他的加工谷物作为动物蛋白的替代品。

如今，以他的名字命名的公司已经背离他的良好初衷甚远了。大量的糖、无营养的精制谷物和转基因成分，都在让我们受罪，而这都是拜这家公司所赐。这家公司现在还在生产可怕的"非食物"产品，这个受人喜爱的传统品牌的产品依然摆在货架上。为了我们自己的利益，我们需要质疑这样的事。

我们需要到达这样的境界，让我们能发自内心地说："我喜欢这种食物，因为它很好吃，它好吃是因为大自然使它如此好吃。大自然使它如此好吃，是因为大自然和我的身体是一样的东西。"或者类似这样的话，选择你自己的"真言"。你可以对着镜子说一些对你奏效的真言。

你只需要提醒自己：心脏病、癌症、中风、高血压、肾病、肝病、骨质疏松症、抑郁症、阿尔茨海默病、2型糖尿病都是饮食不当引起的。这并不复杂。你现在所做的选择，将塑造你的未来。

我们都知道，饮食的实际用途是为我们提供适当的营养。这是什么意思？饮食是脂肪、碳水化合物和蛋白质的正确组合；饮食要含有必需维生素、微量矿物质和膳食纤维；吃那些使我们的身体保持碱性、支持我们排毒系统的食物；食物中要有抗氧化剂，以消除人体内的杀手——自由基。大多数时候，对某一生命力量有益的食物，往往对所有生命力量都有益。这是因为，各种生命力量是相互关联的。

吃东西的第二个目的是给我们带来快乐、愉悦和满足，满足我们身体的欲望，它和第一个目的同等重要。餐食每天给我们3个理由，让我们能和我们爱的人一起坐下来，放松一会儿，休息片刻，深呼吸，献上我们的感恩。

健康食物有可能实现食物所有的功能。我相信，最优质、最美味、最有营养的食物完全是由我们这颗星球创造的，而不是人类制造的。我从不剥夺自己吃东西的乐趣。当你的食物能滋养你的身体和心灵，并与生命本身协同作用时，你就达成了身体的全面和谐，吃东西就成了人生最大的乐趣之一。但这样的食物绝对不是包装食品，永远都不会是。不要轻信我说的话，试一试！告诉我结果如何。

想要吃对的东西，我们可以享用的食物有一长串，而必须避免的食物却很少。因此，为了帮你开始健康饮食，也为了给你一些好的饮食建议，我列出了一些清单。

正如你将看到的，在我的清单中，我将健康食物分成了不同种类，比如，能提供蛋白质、矿物质、膳食纤维、酶或抗氧化剂的食物。下文中列出了很多这样的清单。

我将给你提供一个"DIY 工具包"，而不是传统的饮食计划。根据这些食物清单，我已经设计出了早餐、午餐和晚餐餐点共 30 份。不是我吹牛，每一道餐点都是令人满足、营养平衡、美味和健康的。你当然可以随时改进。

当你明白我如何利用这些清单来搭配安排每一份餐食之后，你就可以自己设计每一餐了。这并不复杂，你可以凭着感觉走。你清楚自己喜欢吃什么，你只需再在厨房中挥洒一把汗水。

当然，想把地球上所有的好食材、好原料都列出来是不可能的，所以不要局限于列在这些清单上的食物。记住，最重要的一项原则就是尽可能地使饮食多样性。每种植物性食物都有自己特有的营养成分和天然毒素，因此寻求多样性，不要总吃同一种东西。我们需要用尽可能大的调色板来作画。

另一个规则是，每顿饭都要吃一些生的东西。我尽量控制在大约 7:3，也就是 70% 的生食，30% 的烹饪食物。（显然，我是沙拉和思慕雪的超级粉丝！）同样，70% 的蔬菜，30% 的其他食物，如水果、种子、坚果、全谷物、豆类或块茎。这不是硬性规定，只是一个不错的目标，直到你能凭着直觉、自然而然地遵循这样的比例。记住，烹饪会使食物酸化，而未经烹饪的食材会通过碱化作用来平衡酸化作用。此外，烹饪会杀死食物中所含的天然酶，并使一些植物营养素和抗氧化剂失效。大多数生的蔬果都含有自己独特的酶，可以减轻我们的消化压力。生的食物也能帮助细胞保持水分，而且味道好极了——生鲜蔬果太美味可口了。

但也别忘了，烹饪也会改善某些食物的品质。加热过程释放了一些生食会错过的营养物质，比如烹饪西红柿时产生的番茄红素。烤、蒸、煮、煎也能让食物更美味。因此，不要把烹饪妖魔化。

仔细浏览这些清单，看看你喜欢哪些食物。有些食物你可能从未尝过，有些你可能从未听说过，给它们一个机会。有些你可能吃过，但不喜欢，再给它们一次机会，也许你的味蕾这次变得明智了。如果你仍然讨厌它们，那就算了。

然后试着自己去搭配每一顿饭菜。我就是这样吃的，只是现在所有的食物清单都在我的脑子里了。我了解我喜欢的食物，我知道我的身体需要什么，我知道如何平衡我的日常饮食，以达到最佳效果。试着倾听、试着尝试新食物，这些都需要练习。我们得到的最好的反馈，来自我们自己的身体。

例如，我知道我需要蛋白质，但我不会为那一顿饭没摄入蛋白质而惴惴不安。我知道，我在一周中吃下的各种食物，已经积累了足够的蛋白质。我不会通过肉、鱼或蛋类获取蛋白质。相反，我的蛋白质来自豆类、羽衣甘蓝、鹰嘴豆或发芽的杏仁。我会准备一点藜麦，并把它撒在沙拉上，这是一种伪谷物，实际上是一种种子。这些食材无法像肉类食品那样一下子提供大量的蛋白质，但我敢说，从多个不同来源中提取的少量蛋白质加在一起，能形成完美的氨基酸组成比例，具有更强的生物兼容性，而不会有动物性产品带来的那些不好的东西。

食物的颜色是由它所含的植物营养素所决定的，所以我喜欢彩虹色，会一次吃多种颜色的蔬菜。我们都需要照顾好自己的免疫系统，关注我们排出食物中所含毒素的能力。因此，我一定要吃一些对肝脏和肾脏有益的东西。

就是这样。不要想太多，也不要纠结。吃东西应该是很有趣的。我真的很期待用餐时间，我们都应该期待。不要因为你的选择而感到压力重重。如果你今天没有吃某一样东西，明天或后天就能吃到了。试着设计出美味又健康的菜肴，让自己目不暇接。如果你能做到这一点，那就一定错不了。

2. 厨房清理和补货
超级食物旅程的起点

在你开工之前，快速进行一次食品杂货大清理，然后去为你的食品室采购一些必要的基本食材。

该扔掉的东西

▶ 精制白糖（包括任何含有它的东西）

▶ 均质的、巴氏杀菌的、非有机的牛奶、酸奶或黄油

▶ 人造奶油（玛琪琳）

▶ 普通的精制食盐

▶ 精制白面粉及其制成的任何食品（面包、墨西哥薄饼、薄脆饼干、意大利面、加工谷类食品等）

▶ 所有油炸食品（如油炸坚果等）

▶ 多不饱和精炼油（葵花子油、玉米油、豆油、芥花籽油等）

▶ 以工厂化养殖方式饲养的牲畜和家禽，也就是说，大多数超市中售卖的肉类和各种包装的或腌制的肉类

▶ 来自工厂化农场的禽蛋

▶ 合成饮料（可乐、果珍、果味饮料）

▶ 即时燕麦片或微波炉加热的燕麦片

▶ 所有用微波炉加热的加工食品（爆米花、速食餐点等）——把你的微波炉也扔掉！

▶ 非有机玉米（非转基因）

▶ 酱油

▶ 盒装加工食品、混装食品（谷物、大米、速食类包装食品）

▶ 塑料储存容器和塑料袋

▶ 化学清洁剂

▶ 任何含有高果糖玉米糖浆的食品

▶ 含有苯甲酸钠或苯甲酸钾的饮料

▶ 含有防腐剂丁基羟基茴香醚的食品

▶ 含有硝酸钠和亚硝酸钠的食物（午餐肉）

▶ 蓝色、绿色、红色和黄色的食用色素（人工色素蓝色 1 号、蓝色 2 号、绿色 3 号、红色 3 号和黄色 6 号会诱发甲状腺癌、肾上腺癌、膀胱癌、肾癌和脑癌）

▶ 谷氨酸钠（味精）

现在你已经腾出了一些地方，以下是一些你需要购买的主要食材。尽可能购买有机的和野生的食材。

餐具室基本食材

▶ 花草茶

▶ 开菲尔和康普茶等发酵食品

▶ 坚果奶，包括杏仁乳和椰奶

▶ 果仁酱，包括杏仁酱和腰果酱

▶ 天然盐，如凯尔特海盐、喜马拉雅盐

▶ 香料，如肉桂、丁香、小豆蔻、多香果、姜黄等

▶ 发酵产品，如韩式泡菜、德国酸菜、味噌

▶ 鹰嘴豆味噌酱

▶ 苹果醋

▶ 甜菊叶、椰棕糖、雪莲果糖浆、糖蜜、龙舌兰、原蜜等甜味料

▶ 氨基调味汁

▶ 钢切燕麦

▶ 有机冷压特级初榨橄榄油、椰子油、葡萄籽油、美藤果油、牛油果油、烤芝麻油

▶ 生的、有机的坚果和种子，尽可能浸泡和发芽

▶ 发芽谷物面包

▶ 发芽玉米制成的墨西哥薄饼

▶ 本地的有机新鲜香草、蔬菜和水果

▶ 有机芽苗菜

▶ 有机的放养或牧场饲养的肉类（如果你吃肉的话）

▶ 未经高温杀菌的、来自有机草饲的牛奶和黄油、有机散养禽蛋

一些你可能需要的厨房用具

▶ 破壁机（用于制作思慕雪、汤、浓汤等食品的大功率搅拌器）

▶ 脱水机（用于低温烹饪以保存营养和酶，是制作羽衣甘蓝脆片、
水果干和蔬菜干等零食的绝佳厨房器具）

▶ 烤面包机（可节约能源，比更大的烤箱还快一些）

▶ 蒸锅（能让蔬菜不沾水而暴露在蒸汽中，以最大限度地减少营养
损失）

▶ 咖啡研磨机（研磨干香料和种子）

▶ 玻璃储存容器和玻璃瓶

造水机选择

▶ 桌面蒸馏水器（在一个玻璃瓶中蒸馏，添加结晶盐以供饮用）

▶ 空气取水装置（从空气中提取水并过滤以供饮用）

▶ 反渗透过滤器（如果你在玻璃瓶中添加喜马拉雅结晶盐的话也可
以用）

▶ 涡旋机（搅拌并过滤水）

3. 吃什么和为什么
推荐! 超级食物各有长处

蛋白质

你会注意到，我不推荐任何动物性食物，除了偶尔推荐有机散养禽蛋之外。正如我在本书其他地方说过的，如果你真的吃肉，要吃有机的肉，而且肉类应来自于人道、在牧场散养或自由放养的禽类和牲畜，但也别吃太多。

☐ 杏仁

☐ 各种豆子

☐ 鹰嘴豆或鹰嘴豆泥

☐ 禽蛋——整个、有机、来自自由放养的禽鸟，蛋黄尽量轻度烹调或生吃，因为高温会破坏其营养

☐ 羽衣甘蓝

☐ 兵豆

☐ 南瓜子

- ☐ 藜麦
- ☐ 海藻——紫菜、昆布、海莴苣
- ☐ 葵花子
- ☐ 含 3 种谷物的有机丹贝

健康脂肪

脂肪是健康的，只要我们吃对了脂肪。人体不能产生必需脂肪酸，所以我们需要从食物和适当的补充剂（详见"怎样补充营养"）中摄取必需脂肪酸。记住，脂肪不仅存在于油脂中，还存在于蔬菜和坚果中，它们可能是最健康的脂肪来源。

- ☐ 杏仁和杏仁酱
- ☐ 牛油果
- ☐ 现磨奇亚籽
- ☐ 椰子油
- ☐ 冷压初榨橄榄油
- ☐ 冷榨有机亚麻油
- ☐ 现磨亚麻籽
- ☐ 未经高温消毒、来自有机草饲的山羊或奶牛的生乳或生黄油
- ☐ 美藤果油
- ☐ 核桃

矿物质

尽管矿物质是无生命的，但最好从有生命的食物中获得它们。我们需要它们来维持我们的生命和健康。人体总重量的 4% 是由矿物质组成的，主要

是钙、钾、镁、磷、钠和硫。

- ☐ 苜蓿芽
- ☐ 西蓝花
- ☐ 卷心菜
- ☐ 大蒜
- ☐ 榛子
- ☐ 羽衣甘蓝
- ☐ 天然未经提炼的盐，如喜马拉雅盐或凯尔特海盐
- ☐ 燕麦
- ☐ 海藻——裙带菜、紫菜或海带
- ☐ 葵花子

钙

其对骨骼和牙齿有益，对神经递质、细胞通讯、肌肉（包括心脏）和生育功能也很重要。它是机体发生酸中毒时的主要缓冲后备系统。

- ☐ 杏
- ☐ 抱子甘蓝
- ☐ 冬南瓜
- ☐ 卷心菜
- ☐ 牛皮菜
- ☐ 蒲公英叶
- ☐ 无花果
- ☐ 海带
- ☐ 开心果

☐ 李子

☐ 芝麻籽或芝麻酱

☐ 菠菜

☐ 芜菁

镁

其存在于每一个人体细胞中，是保持腺苷三磷酸（ATP）生物活性、DNA 和 RNA 合成的关键物质。它负责细胞的营养吸收，并帮助促进脂肪代谢、激素和胰岛素的调节。

☐ 芦笋

☐ 牛油果

☐ 香蕉

☐ 甜菜叶

☐ 巴西坚果

☐ 糙米（限量食用）

☐ 腰果

☐ 猕猴桃

☐ 豌豆

☐ 西梅

☐ 笋瓜

钾

其对各种细胞功能都很重要，负责神经和肌肉细胞之间的通讯。它将直接影响血压和 pH 控制，是水和电解质平衡所必需的。

☐ 橡子南瓜

☐ 西蓝花

☐ 卷心菜

☐ 胡萝卜

☐ 樱桃

☐ 醋栗

☐ 猕猴桃

☐ 白色的菌菇

☐ 花生

☐ 甘薯

铁

它是一些重要生物功能所必需的，氧气在血液中的运输、线粒体产生ATP等都需要铁。它能帮助形成一部分抗氧化功能和人体内许多其他活动所需的酶。

☐ 椰子

☐ 豆类（菜豆和豌豆）

☐ 夏威夷果

☐ 燕麦（传统钢切燕麦）

☐ 藜麦

☐ 葡萄干

☐ 芝麻籽

☐ 番茄干

☐ 瑞士甜菜

☐ 西洋菜

铜

其有助于调节胆固醇（基本类固醇激素和细胞膜构成成分）和葡萄糖代谢，抗感染，帮助组织修复，中和自由基。

- ☐ 杏
- ☐ 腰果
- ☐ 椰子
- ☐ 榛子
- ☐ 羽衣甘蓝
- ☐ 桃子
- ☐ 美洲山核桃
- ☐ 波特贝勒菇
- ☐ 香菇
- ☐ 核桃

锌

它是对 RNA 和 DNA 代谢、生殖器官生长等都具有生物作用的重要微量元素。它赋予了一百多种重要的酶形态结构和生物活性。

- ☐ 芦笋
- ☐ 嫩豌豆
- ☐ 柠檬草
- ☐ 黄芽菜
- ☐ 燕麦
- ☐ 美洲山核桃
- ☐ 西梅

☐ 南瓜子

☐ 香菇

☐ 菠菜

磷

自然界的很多食物中都含有磷。DNA 和 RNA 的基本结构是由磷组成的，磷也是细胞膜的主要结构成分。它可以激活或终止酶的活动，帮助强化骨骼，在我们体内还有许多其他功能。

☐ 苜蓿芽

☐ 牛油果

☐ 西蓝花

☐ 芹菜

☐ 奇亚籽

☐ 猕猴桃

☐ 开心果

☐ 西洋菜

☐ 菰米

☐ 西葫芦

锰

它是一种必需的微量营养素。它作为一种辅因子与多种活性酶结合，协助人体的多种功能。一些重要的抗氧化剂依赖这种矿物质来维持肝脏、大脑和骨骼的健康。

- □ 蓝莓
- □ 辣椒（任何颜色）
- □ 羽衣甘蓝叶
- □ 醋栗
- □ 茄子
- □ 大蒜
- □ 葡萄
- □ 韭葱
- □ 南瓜子
- □ 覆盆子

硒

其对心脏、血液、大脑和甲状腺至关重要。有证据表明，它还能增强抗氧化剂的作用。

- □ 芦笋
- □ 巴西坚果
- □ 西蓝花
- □ 抱子甘蓝
- □ 椰子
- □ 大蒜
- □ 葡萄柚
- □ 菌菇（香菇、波特贝勒菇）
- □ 菠菜
- □ 葵花子

维生素

维生素 A

它是一种必需的脂溶性维生素，对养护视力和皮肤、维护人体的抗氧化功能和免疫系统必不可少。

- ☐ 牛油果
- ☐ 灯笼椒
- ☐ 甜瓜
- ☐ 胡萝卜
- ☐ 辣椒（尤其是橙、红、黄色的辣椒。颜色越鲜亮，β- 胡萝卜素的含量越高）
- ☐ 鳕鱼肝油
- ☐ 羽衣甘蓝叶
- ☐ 杞果
- ☐ 有机草饲黄油
- ☐ 有机散养禽蛋，吃的蛋黄是液态甚至是生的
- ☐ 菠菜
- ☐ 甘薯

维生素 B

维生素 B 包括 8 种化学性质不同的水溶性维生素，在植物和动物中均有分布。它们对维持健康的细胞功能和生物学功能很重要。维生素 B 有助于保持最佳人体机能，好处几乎是无穷的。

☐ 糙米（少量食用）

☐ 卷心菜

☐ 一些自制泡菜和传统酸奶等发酵食品，如韩式泡菜、德国酸菜

☐ 豆类

☐ 营养酵母

☐ 坚果，如杏仁、巴西坚果、腰果

☐ 花生

☐ 藜麦

☐ 种子，如奇亚籽、葵花子等

☐ 野生菌菇

维生素 C

水溶性必需营养素，主要存在于（但不限于）柑橘类水果中。参与胶原蛋白形成过程中的关键酶反应，在维持免疫、抗组胺、抗氧化、毛细血管功能等多种人体功能方面具有广泛的积极作用。

☐ 青菜

☐ 西蓝花

☐ 抱子甘蓝

☐ 柑橘类水果（沙柑、橙、柠檬等）

☐ 奇异果

☐ 木瓜

☐ 甜椒

☐ 菠萝

☐ 覆盆子

☐ 草莓

维生素 D

维生素 D 主要由暴露在阳光下的皮肤中的胆固醇合成。它对一些重要生物功能至关重要，如肠道吸收钙和磷酸盐、骨骼和神经肌肉健康、免疫健康和许多其他重要功能。它是控制各种癌症的头号营养素。

- ☐ 某些菌菇，包括鸡油菌、平菇、波特贝勒菇、香菇和褐菇（如果暴露在 UVA/UVB 下效果更好）

维生素 E

其负责抗氧化活性、组织修复、神经功能等等。

- ☐ 杏仁
- ☐ 牛油果
- ☐ 巴西坚果
- ☐ 奇亚籽
- ☐ 鳕鱼肝油
- ☐ 冷压特级初榨橄榄油
- ☐ 现磨亚麻籽
- ☐ 花生酱
- ☐ 藜麦
- ☐ 葵花子
- ☐ 核桃

维生素 K

其主要由肠道细菌激活。对血液凝固、骨骼和心血管健康都很重要。

- ☐ 罗勒
- ☐ 甜菜叶
- ☐ 青菜
- ☐ 西蓝花
- ☐ 抱子甘蓝
- ☐ 羽衣甘蓝
- ☐ 南瓜子
- ☐ 菠菜
- ☐ 芜菁

成碱性食物

- ☐ 葱类，如洋葱、大蒜、细香葱、红葱、韭葱
- ☐ 杏仁
- ☐ 苹果醋
- ☐ 莓果
- ☐ 辣椒
- ☐ 新鲜的柑橘类水果
- ☐ 十字花科蔬菜，如西蓝花、卷心菜、花椰菜
- ☐ 葫芦科蔬果，如黄瓜、西瓜、笋瓜、南瓜、甜瓜
- ☐ 绿色蔬菜，如羽衣甘蓝、红叶莴苣、罗马生菜、薄荷、欧芹
- ☐ 香草，如鼠尾草、牛至、罗勒等
- ☐ 喜马拉雅盐
- ☐ 海藻
- ☐ 香料，如姜、肉桂、芥末、姜黄、咖喱
- ☐ 芽苗菜
- ☐ 甜菊

膳食纤维

某些膳食纤维能帮助我们的消化道正常运作，另一些膳食纤维则被微生物分解并发酵成生物活性物质。这些都是不可或缺的。

- ☐ 所有完整的蔬菜和水果
- ☐ 苹果
- ☐ 菜豆
- ☐ 奇亚籽
- ☐ 鹰嘴豆
- ☐ 整个椰子
- ☐ 现磨亚麻籽
- ☐ 燕麦
- ☐ 南瓜子
- ☐ 藜麦
- ☐ 核桃

排毒食物

人体已经进化出了非常有效的机制来消除毒素、废物和代谢碎片。某些食物含有的复合物和元素对这些机制有很大的帮助。

- ☐ 所有蔬果
- ☐ 蔓越莓、蓝莓和黑莓等莓果
- ☐ 辣椒
- ☐ 韩式泡菜、德国酸菜、开菲尔等发酵食品
- ☐ 大蒜

☐ 散叶甘蓝、芥菜、蒲公英、甜菜等绿色蔬菜

☐ 牛至、香菜、罗勒、薄荷和欧芹等香草

☐ 苹果原醋

☐ 海藻

☐ 芽苗菜

☐ 姜黄

抗氧化剂

其能对抗自由基导致的有害氧化的食物。

☐ 洋蓟心

☐ 牛油果

☐ 菜豆

☐ 蔓越莓、蓝莓、覆盆子等莓果

☐ 牛至

☐ 美洲山核桃

☐ 石榴

☐ 西梅

☐ 藜麦

☐ 丁香、孜然、肉桂、咖喱、姜黄、香草等香料

抗炎食物

压力和脱水会导致慢性炎症，进而引发慢性疾病。这些食物能帮助身体调控炎症，滋养受损部位。

- [ ] 洋葱、大蒜和韭葱等葱类
- [ ] 冷压特级初榨橄榄油
- [ ] 发酵食品，如传统的酸奶和开菲尔
- [ ] 现磨亚麻籽
- [ ] 生姜
- [ ] 绿茶
- [ ] 榛子
- [ ] 夏威夷果
- [ ] 迷迭香
- [ ] 海藻，如昆布、紫菜、海带
- [ ] 姜黄

益生元

其为人体所需的健康微生物创造有利条件的食物。

- [ ] 龙舌兰
- [ ] 韭葱、洋葱、大蒜等葱类
- [ ] 苹果
- [ ] 芦笋
- [ ] 香蕉
- [ ] 十字花科蔬菜，如卷心菜、西蓝花、羽衣甘蓝
- [ ] 绿色蔬菜，如蒲公英、甜菜、芥菜、苋菜、散叶甘蓝
- [ ] 燕麦
- [ ] 木瓜
- [ ] 藜麦
- [ ] 核桃

益生菌

发酵是一种古老的食品加工工艺，可以延长食物的保质期，也能将有益菌群引入肠道，而肠道需要它们。

- ☐ 苹果醋
- ☐ 韩式泡菜、德国酸菜等发酵食物
- ☐ 康普茶
- ☐ 味噌
- ☐ 橄榄
- ☐ 传统原味开菲尔
- ☐ 传统原味酸奶
- ☐ 生的或低温加工的可可豆
- ☐ 丹贝

增强免疫系统的食物

某些食物能为我们提供必需的营养物质和重要的非必需分子，这些分子在激活和调节人体防御系统方面发挥着重要作用。

- ☐ 芦荟
- ☐ 紫锥菊
- ☐ 大蒜
- ☐ 生姜
- ☐ 白毛茛
- ☐ 菌菇，如香菇和云芝
- ☐ 洋葱

☐ 本地有机原蜜

☐ 氧气或成碱性食物（第 195 页）

有益大脑的食物

大脑是人体中新陈代谢最活跃的部位，也可以说是最重要的器官（至少它自己是这样认为的）。大脑需要大量的营养物质才能发挥正常的功能。

☐ 蓝莓

☐ 巴西坚果、榛子、夏威夷果、美洲山核桃、核桃等坚果

☐ 椰子油

☐ 鳕鱼肝油

☐ 绿茶

☐ 藜麦

☐ 迷迭香

有益血液的食物

这些食物有助于造血，也有益于那些负责过滤并清洁血液的器官。

☐ 韭葱、大蒜、洋葱等葱属植物

☐ 甜菜根

☐ 奇亚籽

☐ 辣椒

☐ 香菜叶

☐ 柑橘类

☐ 椰汁

☐ 来自小麦、大麦和卡姆小麦等谷类植物的冷压有机汁液

☐ 欧芹

☐ 石榴

☐ 海藻，如紫菜、海带、裙带菜

解压食物

大脑和肾上腺尤其能帮助我们应对压力，所以我们需要吃一些能支持这些器官运作的食物。

☐ 洋甘菊

☐ 人参

☐ 甘草根

☐ 西番莲

☐ 生的坚果和种子，如杏仁、美洲山核桃、巴西坚果和葵花子

☐ 五味子

☐ 黄芪

☐ 贯叶连翘

☐ 缬草

能量食物

它们会让你活力焕发，给你带来平衡、活力之感。

☐ 苹果醋

☐ 辣椒

☐ 人参

- ☐ 绿茶
- ☐ 韩式泡菜
- ☐ 本地原蜜
- ☐ 藜麦
- ☐ 灵芝
- ☐ 芽苗菜，如豆芽、西蓝花苗、苜蓿芽
- ☐ 马黛茶

有益关节的食物

这些食物可以支持软骨、滑膜液、胶原蛋白和其他与关节相关的结构体，还可以减少炎症，增加血液流动。

- ☐ 牛油果
- ☐ 黑胡椒
- ☐ 辣椒
- ☐ 椰子油
- ☐ 鳕鱼肝油
- ☐ 冷压特级初榨橄榄油
- ☐ 生姜
- ☐ 坚果（浸泡过的或发芽的最佳）
- ☐ 菠萝
- ☐ 姜黄

有益性能力的食物

身体不健康时，性欲就会减弱。实验已经证明，植物营养素能提高性欲。

- ☐ 牛油果
- ☐ 可可豆
- ☐ 葫芦巴籽
- ☐ 大蒜
- ☐ 生姜
- ☐ 南瓜子
- ☐ 藜麦
- ☐ 本地原蜜
- ☐ 香草

有益皮肤的食物

局部不适和体内不适都会迅速地在我们的皮肤上露出痕迹，而我们吃下的食物会对我们的体表产生代谢影响。

- ☐ 杏仁
- ☐ 牛油果
- ☐ 蓝莓、草莓等莓果
- ☐ 巴西坚果
- ☐ 柑橘类水果
- ☐ 椰油
- ☐ 鳕鱼肝油
- ☐ 南瓜子
- ☐ 藜麦
- ☐ 芝麻油

有益眼睛的食物

一些提供植物营养素的食物可以保护我们的眼睛和眼睛周围的神经。

- ☐ 牛油果
- ☐ 欧洲越橘
- ☐ 蓝莓
- ☐ 小米草
- ☐ 茴香
- ☐ 葡萄籽
- ☐ 羽衣甘蓝、蒲公英、罗马生菜等绿色蔬菜
- ☐ 绿茶
- ☐ 奶蓟
- ☐ 番红花
- ☐ 西红柿

有益肌肉的食物

骨骼和关节的健康依赖于骨骼肌的健康，而与体重相关的代谢在很大程度上与肌肉健康直接相关。

- ☐ 杏仁
- ☐ 巴西坚果
- ☐ 奇亚籽
- ☐ 蛋（有机散养）
- ☐ 大蒜
- ☐ 绿叶蔬菜（羽衣甘蓝、菠菜）

- [ ] 美洲山核桃
- [ ] 松花粉
- [ ] 南瓜子
- [ ] 藜麦
- [ ] 核桃

十大十字花科蔬菜

众所周知，十字花科蔬菜含有大量的膳食纤维和维生素 C。许多植物营养素只存在于十字花科蔬菜中。

- [ ] 芝麻菜
- [ ] 青菜
- [ ] 西蓝花
- [ ] 抱子甘蓝
- [ ] 卷心菜
- [ ] 花椰菜
- [ ] 羽衣甘蓝叶
- [ ] 羽衣甘蓝
- [ ] 芥菜叶
- [ ] 西洋菜

优质莓果

新研究不断地为我们提供莓果有益健康的新证据，莓果有滋补、保护、平衡、排毒的功效。另外，它们都很美味。

- ☐ 巴西莓
- ☐ 黑莓
- ☐ 蓝莓
- ☐ 蔓越莓
- ☐ 枸杞
- ☐ 黄金浆果（印加浆果）
- ☐ 桑椹
- ☐ 覆盆子
- ☐ 草莓

十大坚果

一种过时的观点认为，坚果会使人发胖。现在我们知道，它们能提供必要的健康脂肪和其他营养物质，有助于心血管系统、新陈代谢，甚至体重管理。每天吃坚果的人比不吃坚果的人寿命更长。可生食的坚果尽量生吃。

- ☐ 杏仁
- ☐ 巴西坚果
- ☐ 腰果
- ☐ 椰子
- ☐ 榛子
- ☐ 夏威夷果
- ☐ 美洲山核桃
- ☐ 松子
- ☐ 开心果
- ☐ 核桃

十大豆类

这些营养密集的食物可以采用多种方式加工——发芽、发酵、烘干、烘烤、水煮。它们有益于消化系统、心脏、神经的健康。有些人害怕豆子，因为豆子有时会让我们放屁。但你又不是小孩子了！

- ☐ 黑豆
- ☐ 鹰嘴豆
- ☐ 蚕豆
- ☐ 芸豆
- ☐ 兵豆
- ☐ 绿豆
- ☐ 海军豆
- ☐ 花生
- ☐ 豌豆
- ☐ 有机、非转基因的大豆

十大种子

种子是大自然的营养仓库，含有能提供营养、维持人体正常运作的所有基本元素。它们富含矿物质、维生素和植物化合物。

- ☐ 苹果籽
- ☐ 可可豆（生可可豆实际上是一种种子）
- ☐ 奇亚籽（浸泡或现磨）
- ☐ 现磨亚麻籽
- ☐ 燕麦

☐ 石榴籽

☐ 南瓜子

☐ 藜麦

☐ 芝麻籽

☐ 葵花子

十大绿叶蔬菜

大自然中最丰富的颜色是绿色，所以自然界一些营养最密集的食物也是绿色的，这不足为奇。绿叶蔬菜非常容易获得，且价格便宜、易于加工。它们能转化太阳的能量，与氧气、水和矿物质一起帮助我们排出毒素，供给营养，强身健体，预防疾病。

☐ 芝麻菜

☐ 青菜

☐ 香菜叶

☐ 散叶甘蓝

☐ 蒲公英嫩叶

☐ 羽衣甘蓝

☐ 生菜

☐ 芥菜叶

☐ 菠菜

☐ 西洋菜

十大抗癌食物

☐ 大蒜、洋葱、细香葱等葱属蔬菜和所有的绿叶蔬菜（羽衣甘蓝、菠菜等）

- [ ] 豆子，如黑豆、青豆、芸豆、绿豆等
- [ ] 莓果
- [ ] 小麦、大麦等谷类植物的草叶
- [ ] 酸奶、开菲尔、韩式泡菜等发酵食物
- [ ] 坚果，如杏仁、巴西坚果等
- [ ] 藜麦
- [ ] 咖喱、姜黄、生姜等香料
- [ ] 甘薯
- [ ] 茶，如绿茶、路易波士茶

十大养心食物

- [ ] 牛油果
- [ ] 莓果
- [ ] 胡萝卜
- [ ] 多脂鱼，如沙丁鱼、鲱鱼和鳀鱼
- [ ] 现磨亚麻籽
- [ ] 豆子
- [ ] 坚果
- [ ] 燕麦
- [ ] 橄榄油
- [ ] 菠菜

抗高血压食物

- [ ] 苹果
- [ ] 灯笼椒

- ☐ 卷心菜
- ☐ 温热的芹菜汁
- ☐ 大蒜
- ☐ 绿色蔬菜
- ☐ 猕猴桃
- ☐ 菠菜
- ☐ 草莓
- ☐ 甘薯
- ☐ 丹贝
- ☐ 生西红柿
- ☐ 西瓜

防止胃灼热的食物

- ☐ 芦荟
- ☐ 苹果汁
- ☐ 亚洲梨
- ☐ 香蕉
- ☐ 糙米
- ☐ 芹菜和芹菜汁
- ☐ 老姜
- ☐ 菠萝
- ☐ 水

颜色鲜艳的食物

色彩是证明营养素、多酚和抗氧化剂含量高的可靠指标。我们需要获取各种色泽的食物，把缤纷的色彩吃到肚子中。

红色

- [ ] 甜菜根
- [ ] 灯笼椒
- [ ] 樱桃
- [ ] 红辣椒
- [ ] 蔓越莓
- [ ] 石榴
- [ ] 覆盆子
- [ ] 红苹果
- [ ] 红豆
- [ ] 草莓
- [ ] 西红柿
- [ ] 西瓜

橙色

- [ ] 杏
- [ ] 灯笼椒
- [ ] 甜瓜
- [ ] 胡萝卜
- [ ] 柑橘类水果，如橙子、柑橘
- [ ] 蛋——有机、散养，蛋黄未烹熟
- [ ] 枇果
- [ ] 油桃
- [ ] 木瓜
- [ ] 桃子
- [ ] 南瓜
- [ ] 笋瓜

- ☐ 甘薯

黄色

- ☐ 山药
- ☐ 香蕉
- ☐ 有机、草饲黄油
- ☐ 鹰嘴豆
- ☐ 玉米
- ☐ 葡萄柚
- ☐ 柠檬
- ☐ 桃子
- ☐ 菠萝
- ☐ 土豆
- ☐ 大头菜（芜菁）
- ☐ 香料，如姜黄素、姜黄和生姜
- ☐ 南瓜属蔬菜

蓝色和紫色

- ☐ 黑莓
- ☐ 黑醋栗
- ☐ 紫玉米
- ☐ 紫土豆
- ☐ 蓝莓
- ☐ 茄子
- ☐ 无花果
- ☐ 葡萄
- ☐ 李子

- ☐ 紫甘蓝
- ☐ 紫薯
- ☐ 紫叶菊苣
- ☐ 紫洋葱
- ☐ 大头菜

十大常见香料

香料是最早被发现的超级食物。即使在今天，在世界上的某些地方，香料仍被视为神圣的食物。它们具有抗菌、抗微生物、抗真菌、抗炎、抗氧化和促使人体康复等功能，还有更多的益处在不断被人们发现。

- ☐ 小豆蔻
- ☐ 辣椒粉
- ☐ 肉桂
- ☐ 丁香
- ☐ 咖喱
- ☐ 大蒜
- ☐ 生姜
- ☐ 芥末
- ☐ 喜马拉雅盐、凯尔特海盐等天然盐
- ☐ 姜黄

优质的天然草药

草药是天然的药物。数千年来，世界各地的人们都有使用草药的传统，这足以证明草药可以支持、强化和滋养特定的器官、组织和系统，并助其排毒。

- ☐ 罗勒
- ☐ 甘菊
- ☐ 香菜
- ☐ 莳萝
- ☐ 薄荷
- ☐ 牛至
- ☐ 迷迭香
- ☐ 鼠尾草
- ☐ 龙蒿

健康的甜味料

- ☐ 有机的、原生的龙舌兰糖浆，最好取自于大叶龙舌兰
- ☐ 黑糖蜜
- ☐ 椰糖
- ☐ 枣糖
- ☐ 蜂蜜——当地有机原蜜
- ☐ 罗汉果
- ☐ 传统方式采收、加工的 B 级枫糖浆
- ☐ 甜菊
- ☐ 雪莲果糖浆

健康饮品（除水之外）

- ☐ 椰奶和椰汁
- ☐ 用完整水果鲜榨的水果汁或思慕雪
- ☐ 绿茶

☐ 鲜榨的绿色蔬菜汁

☐ 花草茶

☐ 用水或有机全脂生乳制成的开菲尔

☐ 康普茶

☐ 坚果奶或种子奶，如燕麦奶、杏仁奶或火麻仁奶等

一些营养密集的超级食物

这样的食物很多，但我最喜欢下面这些：

☐ 巴西莓

☐ 针叶樱桃

☐ 海藻，如蓝绿藻、小球藻、螺旋藻

☐ 芦荟

☐ 印度醋栗

☐ 南非醉茄

☐ 黄芪

☐ 猴面包树果食

☐ 可可豆

☐ 卡姆果

☐ 枸杞

☐ 黄金浆果（印加浆果）

☐ 玛卡

☐ 辣木

☐ 菌菇，如白桦茸、灵芝、舞茸、冬虫夏草

☐ 红景天

☐ 美藤果

☐ 东革阿里

4. 达林的 10 天饮食计划
一起开始吃超级食物吧！

　　一日三餐加一次点心，这只是为了帮助你入门。养成这样的饮食习惯后，你就能自己设计菜单和食谱了。

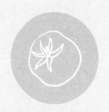

第 1 天

早餐：赋能藜麦粥

午餐：彩虹沙拉

点心：赋能什锦干果

晚餐：羽衣甘蓝、种子、西红柿和丹贝

第 2 天

早餐：早安莓果

午餐：蛋白质赋能羽衣甘蓝沙拉

点心：杏仁枣球

晚餐：丹贝塔可饼

第 3 天

早餐：开启新一天的美味绿色思慕雪

午餐：藜麦沙拉配香草坚果

点心：激活大脑的混合坚果

晚餐：酸橘汁腌菌菇配野生绿色沙拉

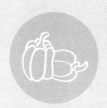

第 4 天

早餐："起床"钢切燕麦早餐

午餐："冰箱剩余食材"沙拉

点心："绿巨人"小点心

晚餐：绿豆卷饼

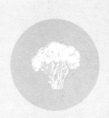

第 5 天

早餐：双重巧克力赋能素食思慕雪

午餐：羽衣甘蓝配海藻沙拉

点心：香蕉蘸杏仁酱

晚餐：物美价廉又简单的藜麦和西蓝花

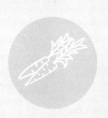

第 6 天

早餐：时令果盘

午餐：藜麦配羽衣甘蓝

点心：午后柔滑提神思慕雪

晚餐：豌豆汤

第 7 天

早餐：愉快清晨思慕雪

午餐：鹰嘴豆泥手卷

点心：自制牛油果蘸公鸡嘴酱

晚餐：兵豆沙拉

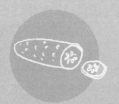

第 8 天

早餐：唤醒思慕雪

午餐：丹贝沙拉

点心：杏仁酱天堂

晚餐：甘薯汤

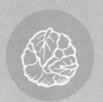

第 9 天

早餐：清晨布丁

午餐：生菜手卷

点心：让你尖叫的牛油果可可布丁

晚餐：糙米配菌菇

第 10 天

早餐：炒丹贝

午餐：快乐红藜麦

点心：莓果天堂

晚餐：达林的披萨

Day 1
第 1 天

早 餐

赋能藜麦粥 ————————————————— 做 1 份

½ 杯发芽藜麦或钢切燕麦，洗去污垢和多余淀粉，煮熟

2 茶匙生可可豆碎粒

1 茶匙生可可粉

½ 茶匙玛卡粉

½ 茶匙肉桂粉

少许哈瓦那辣椒粉（可选）

½ 杯杏仁乳（第 243 页）、椰奶（第 244 页）或椰汁

1 汤匙雪莲果、龙舌兰糖浆，或原蜜，或甜菊（甜度和热量更低）

在一个碗里混合所有的配料。

每份： 288 大卡，5 克脂肪、52 克碳水化合物、8 克蛋白质

午 餐

彩虹沙拉
做 2 份

1 杯罗马生菜

1 杯羽衣甘蓝

1 杯红叶生菜

½ 杯西蓝花

½ 杯红椒

½ 杯黄椒

1 汤匙韩式泡菜

½ 杯黄瓜

½ 杯古法种植番茄

1 汤匙发芽或浸泡过的杏仁（第 243 页）

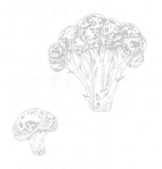

▶ **调味汁**

2 汤匙烤芝麻油

1 茶匙鹰嘴豆味噌酱

2 汤匙氨基调味汁

1 个牛油果

2 汤匙苹果醋

1 个柠檬的柠檬汁

在一个碗里混合沙拉配料。快速搅拌调味料，倒在沙拉上，搅拌均匀。

每份： 447 大卡，32 克脂肪、39 克碳水化合物、12 克蛋白质

点 心

赋能什锦干果 ──────────────── 做 4 份，每份 ¼ 杯

½ 杯浸泡过的或发芽的坚果，如生腰果、生杏仁、生核桃，或混搭这些食材

2 汤匙枸杞或蔓越莓干

2 汤匙可可豆碎粒

2 汤匙黄金浆果或切小的枣块

½ 茶匙喜马拉雅盐

在一个碗中混合食材。将多余的储存起来，以后当零食吃。

每份： 198 大卡，12 克脂肪、19 克碳水化合物、6 克蛋白质

晚 餐

羽衣甘蓝、种子、西红柿和丹贝 ────── 做 2 份

1 片有机丹贝，切条

芝麻油或椰子油，煎丹贝用

8 ～ 10 大片羽衣甘蓝叶，切碎

½ 杯罗马生菜，切碎

8 个李子或 1 个中等大小的古法种植番茄，切碎

½ 杯红洋葱，切碎

1 杯新鲜罗勒，粗切

½ 杯新鲜香菜，粗切

2 汤匙核桃

½ 杯切碎的苹果

½ 杯芝麻油或牛油果油

½ 茶匙喜马拉雅盐

混合干香草，按个人口味

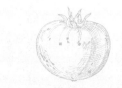

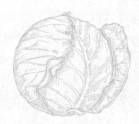

将丹贝条切成两半。用盐给丹贝调味，每面用芝麻油或椰子油煎 3～5 分钟。

在一个中号碗中拌匀羽衣甘蓝、罗马生菜、番茄、红洋葱、罗勒、香菜、苹果和核桃。倒入油、喜马拉雅盐、混合香草。拌匀沙拉，放上丹贝。

> **每份：** 693 大卡，48 克脂肪、46 克碳水化合物、29 克蛋白质
>
> **今日总值：** 1626 大卡，97 克脂肪、156 克碳水化合物、55 克蛋白质

Day 2
第 2 天

早 餐

早安莓果 ———————————————— 做 1 份

2 杯时令混合莓果（蔓越莓、草莓、蓝莓、覆盆子等等）。

½ 杯椰肉薄片

▶ **调味汁**

½ 杯椰汁

2 汤匙新鲜薄荷叶，切碎

2 汤匙腰果酱或椰子果酱（椰汁和椰肉混合）

1 个中等大小的牛油果

洗净莓果，放入碗中。用搅拌机将调味汁拌匀，倒在莓果上。撒上椰肉薄片。

> **每份：** 451 大卡，27 克脂肪、49 克碳水化合物、11 克蛋白质

午 餐

蛋白质赋能羽衣甘蓝沙拉 ———————————————— 做 1 份

2 杯切碎的羽衣甘蓝

5 个卡拉玛塔橄榄

1 根葱，切碎

½ 杯豆薯，切碎

½ 杯青椒和红椒

½ 个牛油果，切片

2 汤匙松子

▶ **调味汁**

⅓ 杯柠檬汁

⅓ 杯芝麻油或牛油果油

1 汤匙洋葱粉

½ 杯水

½ 茶匙大蒜粉

混合干香草，按个人口味

通用调味料（无盐）

1 茶匙喜马拉雅盐

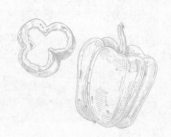

在一个碗中混合各种沙拉配料。将各种调味料拌至润滑、呈奶油状。加入 2
汤匙调味汁，搅拌均匀。

每份: 288 大卡，18 克脂肪、37 克碳水化合物、6 克蛋白质

点　心

杏仁枣球 ———————————————————————— 做 2 份

3 颗蜜枣，捣碎

2 汤匙杏仁酱

肉桂

把配料捣碎，然后滚成球。撒上肉桂。

每份: 189 大卡，8 克脂肪、31 克碳水化合物、5 克蛋白质

晚　餐

丹贝塔可饼

做 2 份，每份 3 个塔可饼

1 块丹贝，切碎

红椒和青椒各 ½ 杯，切碎

3 根绿洋葱，切碎

2 汤匙红洋葱，切碎

½ 杯切碎的香蕉西葫芦

¼ 杯切碎的波特贝勒菇

½ 杯切碎的绿皮西葫芦

混合干香草，按个人口味

½ 茶匙喜马拉雅盐，或按个人口味

6 个发芽玉米制成的墨西哥薄饼

½ 杯罗马生菜，切碎

5 个樱桃番茄，切碎

1 汤匙氨基调味汁，或少许喜马拉雅盐。

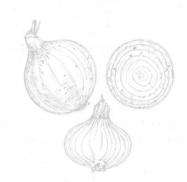

在平底锅中用椰子油快炒丹贝、青椒、红椒、洋葱、香蕉西葫芦、波特贝勒菇、绿皮西葫芦，直到食材变软。用混合香草和盐调味。

将蔬菜混合物填入墨西哥薄饼壳中，在普通烤箱中以 300 华氏度（约 149 摄氏度）烤 10 分钟，或在食品烘干机中以 130 华氏度（约 54 摄氏度）烤 1 小时。

撒上生菜、樱桃番茄、氨基调味汁或盐。

每份： 478 大卡，14 克脂肪、61 克碳水化合物、26 克蛋白质
今日总值： 1406 大卡，67 克脂肪、178 克碳水化合物、48 克蛋白质

Day3
第3天

早　餐

开启新一天的美味绿色思慕雪 ———————————— 做1份

½ 根冷冻大香蕉

½ 杯冷冻杧果

1 杯新鲜菠菜（加一些羽衣甘蓝以补充蛋白质）

½ 杯蓝莓

1 杯杏仁乳（第243页）、椰奶（第244页）或椰汁

2 汤匙浸泡过的奇亚籽（第244页）

2 块冰块

一撮肉桂

混合杏仁乳和冰块。加入其他的配料，用搅拌机搅拌至顺滑。

每份： 292 大卡，13 克脂肪、43 克碳水化合物、8 克蛋白质

午　餐

藜麦沙拉配香草坚果 ———————————— 做2份

2 杯藜麦，煮熟

½ 杯美洲山核桃（或用松子、杏仁代替）

½ 杯新鲜薄荷，切碎

½ 杯新鲜欧芹，切碎

3 根葱，切碎

1 汤匙椰子油或牛油果油

1 汤匙柠檬汁或青柠汁

1 茶匙大蒜粉

½ 茶匙喜马拉雅盐

黑胡椒粉，按个人口味

在一个碗中混合所有食材并搅拌。如欲增加甜味，加入枸杞和蔓越莓干。

> **每份：** 525 大卡，31 克脂肪、13 克碳水化合物、6 克蛋白质

点　心

激活大脑的混合坚果 ———————————————————— 做 1 份

10 个腰果，浸泡

12 个浸泡过的或发芽的杏仁

5 个浸泡过的核桃

蔓越莓和 / 或切碎的枣子（可选）

混合并享用。

> **每份：** 363 大卡，31 克脂肪、16 克碳水化合物、13 克蛋白质

晚　餐

酸橘汁腌菌菇配野生绿色沙拉 ———————————— 做 1 份

1 杯切碎的波特贝勒菇（或用当地的时令菌菇，如云芝、金针菇、平菇、白菇、香菇、鸡油蕈、舞茸）

2 ～ 3 个大柠檬的柠檬汁

½ 茶匙喜马拉雅盐

1 杯藜麦

½ 杯苜蓿芽

▶ 沙拉

2 杯混合绿色蔬菜，如菠菜、紫叶菊苣、西洋菜、蒲公英等等。

1 汤匙新鲜生姜，切丝

½ 汤匙有机特级初榨橄榄油或烤芝麻油，或调制你喜欢的调味汁

½ 杯腌制的或新鲜的胡萝卜

½ 杯腌制的或新鲜的甜菜根

½ 杯腌制的或新鲜的青豆

½ 茶匙喜马拉雅盐，按个人口味

在一个碗中混合切碎的菌菇、柠檬汁和喜马拉雅盐，让菌菇吸收汁液。

将藜麦煮熟，倒入菌菇，然后倒入苜蓿芽。放在一旁备用。

在一个碗中混合所有的沙拉配料，和柠檬汁腌过的菌菇一起食用。

> **每份：** 544 大卡，18 克脂肪、84 克碳水化合物、42 克蛋白质
>
> **今日总值：** 1724 大卡，93 克脂肪、156 克碳水化合物、69 克蛋白质

Day4
第 4 天

早　餐

"起床"钢切燕麦早餐 ——————————————— 做 2 份

1 杯钢切燕麦、苔麸或非洲小米

1 杯杏仁乳（第 243 页）

2 汤匙浸泡过的奇亚籽（第 244 页）

½ 茶匙肉桂

½ 茶匙香草精

1 汤匙龙舌兰糖浆、蜂蜜、雪莲果糖浆或甜菊

2 汤匙杏仁、腰果或开心果

½ 杯莓果

½ 根香蕉，切片（选用）

将前 6 种配料放入碗中混合均匀，待其冷却至室温或放入冰箱。

冷却后加入坚果、莓果和香蕉（选用）。

> **每份：** 310 大卡，14 克脂肪、42 克碳水化合物、9 克蛋白质

午 餐

"冰箱剩余食材"沙拉 ──────────────── 做1份

½ 杯菠菜

½ 杯羽衣甘蓝

10 个甜樱桃番茄，对半切开

½ 杯胡萝卜丝

½ 杯罗马生菜

½ 杯豆薯，切碎

红椒和黄椒各 ½ 杯，切碎

2 茶匙核桃

½ 个牛油果，切碎

½ 杯切碎的红洋葱

½ 杯切碎的黄瓜

▶ 调味汁（做大约 1 杯）

½ 杯苹果醋

1 个蜜枣，拍碎

½ 茶匙喜马拉雅盐

½ 茶匙混合干香草，或按个人口味

½ 杯牛油果油、椰子油或芝麻油

在碗中混合沙拉配料。用搅拌机或手动搅拌器打匀调味料。在沙拉中加 2 汤匙调味汁。

> **每份：** 358 大卡，21 克脂肪、49 克碳水化合物、10 克蛋白质

点 心

"绿巨人"小点心 ──────────────── 做1份

½ 杯杏仁酱

1 汤匙螺旋藻

2 汤匙浸泡过的奇亚籽（第 244 页）

1 个青苹果，切片

¼ 茶匙肉桂

将杏仁酱、螺旋藻、奇亚籽和肉桂混合，将其中一半铺在青苹果切片上。剩下的一半留在以后备用，或与别人分享！

每份： 363 大卡、21 克脂肪、15 克碳水化合物、24 克蛋白质

晚 餐

绿豆卷饼

1 杯绿豆

3 杯水

½ 茶匙喜马拉雅盐

6 个大的发芽玉米墨西哥薄饼

1 汤匙鹰嘴豆泥或素沙拉酱

½ 杯红椒、黄椒和 / 或青椒，切片

½ 杯香蕉西葫芦和 / 或西葫芦，切片

½ 个古法种植番茄，切片

½ 杯羽衣甘蓝

1 个牛油果

将水放入锅中烧开，加入绿豆和盐，慢煮 25 ～ 30 分钟，直到绿豆变软。留出 2 ～ 3 汤匙，其余的留作他用。

烤箱预热到 300 华氏度（约 149 摄氏度）。在预热好的烤箱中加热墨西哥薄饼 12 分钟。

拿出墨西哥薄饼，在每个薄饼上铺上一层薄薄的鹰嘴豆泥或素沙拉酱。分层加入：2 汤匙绿豆、甜椒、西葫芦、番茄和羽衣甘蓝。卷成卷饼，用折成一条的锡箔绑扎，并绕卷饼一圈，确保卷饼不会露馅。

放入约 149 摄氏度的烤箱中烘焙 20 ～ 30 分钟。

从烤箱中取出，加入牛油果片。

> **每份：** 376 大卡，16 克脂肪、50 克碳水化合物、12 克蛋白质
>
> **今日总值：** 1407 大卡 ,72 克脂肪、156 克碳水化合物、55 克蛋白质

注：在这一餐或当天配上生沙拉。

Day5
第5天

早 餐

双重巧克力赋能素食思慕雪 ——————————— 做 1 份

1～2 杯椰汁或椰奶（第 244 页）

2～3 块冰块

1 勺素食巧克力粉

1 汤匙可可豆碎粒

2 汤匙浸泡过的奇亚籽（第 244 页）

1 汤匙浸泡过的杏仁（第 243 页）或杏仁酱

½ 个牛油果

½ 根香蕉、2 个枣子或 ¼ 杯莓果（如需增加甜味）

将所有配料放入搅拌机或破壁机中搅拌至呈奶油状。

> **每份：** 667 大卡，35 克脂肪、71 克碳水化合物、29 克蛋白质

午 餐

羽衣甘蓝配海藻沙拉

8～10 大片羽衣甘蓝叶，切碎

½ 杯海藻或 2 片切成小方块的海苔片

10 个金太阳番茄或樱桃番茄、葡萄番茄，对半切开

½ 个红洋葱，剁碎

2 汤匙新鲜薄荷和 / 或莳萝，切碎

1 汤匙冷压特级初榨橄榄油

½ 茶匙苹果醋

1 茶匙芥末

少许红辣椒碎

5 个橄榄，去核并切碎——卡拉玛塔橄榄或其他你喜欢的品种

2 汤匙腰果（可选）

将羽衣甘蓝放入碗中。加入海藻、番茄、洋葱和薄荷。

混合橄榄油、苹果醋和芥末，制成调味汁。加入沙拉搅拌均匀，撒上橄榄和红辣椒碎。如果你喜欢，加上腰果，补充一点蛋白质。

每份： 408 大卡，26 克脂肪、50 克碳水化合物、8 克蛋白质

点 心

香蕉蘸杏仁酱

1 根香蕉

2 汤匙原味杏仁酱

用香蕉蘸杏仁酱。

每份： 301 大卡，16 克脂肪、37 克碳水化合物、37 克蛋白质

晚 餐

物美价廉又简单的藜麦和西蓝花　　　　　　　　做 1 份

1 杯发芽的藜麦

½ 茶匙喜马拉雅盐

1 汤匙椰子油

2 杯西蓝花，蒸熟

1 汤匙氨基调味汁

1 汤匙营养酵母

清洗并烹制藜麦。加入喜马拉雅盐和椰子油。倒上蒸好的西蓝花和氨基调味汁，然后倒入营养酵母。调匀后食用。

> **每份：** 431 大卡，56 克脂肪、53 克碳水化合物、19 克蛋白质
> **今日总值：** 1807 大卡，133 克脂肪、211 克碳水化合物、93 克蛋白质

Day6
第 6 天

早 餐

时令果盘 ———————————————————— 做 1 份

½ 杯覆盆子

½ 杯黑莓

½ 杯草莓

½ 杯蓝莓

½ 茶匙肉桂粉

2 汤匙浸泡过的奇亚籽（第 244 页）

在碗中混合各种莓果。撒上肉桂，倒入奇亚籽。

> **每份：** 202 大卡，10 克脂肪、28 克碳水化合物、6 克蛋白质

午 餐

藜麦配羽衣甘蓝 ———————————————————— 做 1 份

2 杯水

1 杯藜麦

1 杯西蓝花

2 杯羽衣甘蓝

1 汤匙椰子油

½ 个牛油果

½ 茶匙喜马拉雅盐

根据商品包装上的说明，清洗和烹制藜麦。

在煮熟的藜麦中加入羽衣甘蓝和西蓝花，再煮 2～3 分钟。如果羽衣甘蓝和西蓝花需要更多的时间，转小火，盖上锅盖，再蒸一段时间。

与椰子油和牛油果混合，撒上喜马拉雅盐。

> **每份：** 558 大卡，31 克脂肪、65 克碳水化合物、16 克蛋白质

注：在这一餐或当日再吃点生沙拉。

点　心

午后柔滑提神思慕雪

½～1 杯椰奶（第 244 页）

½ 杯新鲜椰汁

4～5 块冰块

2 汤匙浸泡过的奇亚籽

2 汤匙浸泡过的腰果

½ 茶匙抹茶粉（或 ½ 杯泡好的绿茶，放凉）

将所有配料倒入搅拌机中，搅拌至顺滑。

> **每份：** 580 大卡，50 克脂肪、30 克碳水化合物、13 克蛋白质

晚　餐

豌豆汤
做 2 份

1 瓣大蒜，切末

1 个中等大小的黄皮洋葱，切碎

1 汤匙牛油果油或椰子油

1 茶匙孜然

1 汤匙氨基调味汁

5 杯水

1 杯豌豆

1 杯擦成丝的胡萝卜

½ 个大甘薯，切碎

1 汤匙南瓜子

用牛油果油或椰子油煸炒大蒜和洋葱。加入孜然和氨基调味汁，拌匀。加入水和豌豆，煮沸后用文火炖 2 分钟。关火，加盖，静置 1 小时备用。

放入剩下的配料，加盖用文火炖大约 2 小时。按个人口味调味。加入南瓜子作装饰。

> **每份：** 353 大卡，11 克脂肪、53 克碳水化合物、14 克蛋白质
>
> **今日总值：** 1693 大卡，102 克脂肪、176 克碳水化合物、49 克蛋白质

Day7
第 7 天

早　餐

愉快清晨思慕雪 ———————————————————— 做 1 份

½ 杯浸泡过的杏仁（第 243 页）

1 汤匙生可可

½ 个牛油果

1 根香蕉

½ 杯新鲜罗勒叶（如你喜欢）

2 汤匙新鲜薄荷叶

8～12 盎司（约 227～340 克）水

3～4 块冰块

将水和冰块倒入搅拌机内，随后放入剩余配料。高速搅拌直至顺滑。

杏仁、生可可和牛油果含有大量脂肪，可以少用一些，具体要看你的目的是什么。薄荷和罗勒赋予了这款思慕雪美味，同时还有助消化。其余的食材味道鲜

美，营养密集。香蕉和牛油果提供了黏稠软滑的口感。

也可以不用生可可，做成清晨绿色思慕雪。

> **每份：** 469 大卡，31 克脂肪、50 克碳水化合物、13 克蛋白质

午　餐

鹰嘴豆泥手卷 ———————————————————— 做 2 份

1 汤匙切碎的红洋葱

切碎的青椒和红椒各 ½ 杯

1 杯切碎的冬菇

10 盎司（约 283 克）商店买来的有机烤灯笼椒或纯鹰嘴豆泥

1 个大的或 2 个小的全谷物墨西哥薄饼

1 杯切碎的新鲜羽衣甘蓝

½ 个牛油果，切片

½ 杯煮熟的黑豆（可选，补充蛋白质）

将洋葱、青椒和红椒、冬菇和鹰嘴豆泥混合。

将羽衣甘蓝、牛油果和黑豆（如用）放在墨西哥薄饼上。卷成手卷或墨西哥卷饼。

生食或用烤炉或烤面包机以 200 华氏度（约 93 摄氏度）加热 5 ～ 10 分钟。

> **每份：** 568 大卡，24 克脂肪、69 克碳水化合物、23 克蛋白质

点　心

自制牛油果蘸公鸡嘴酱 ———————————————— 做 2 份

2 个中等大小的牛油果

▶ 墨西哥公鸡嘴酱（做大约 1 杯）

1 个大的成熟的有机古法种植的番茄，切碎

½ 杯香菜，粗切

½ 杯甜洋葱，切碎

1 汤匙青柠，削皮并切碎

1 个墨西哥青辣椒，切碎

在一个中号碗中把牛油果捣成泥，在另一个碗中拌匀公鸡嘴酱的所有配料。

将牛油果泥与有机发芽玉米制成的墨西哥玉米片一起食用，可略加烘烤，也可生食（约 22 片），配上 ½ 杯公鸡嘴酱。

> **每份：** 348 大卡，25 克脂肪、32 克碳水化合物、5 克蛋白质

晚 餐

兵豆沙拉
做 2 份

1 杯脱水兵豆

1 杯胡萝卜丁

½ 杯红洋葱丁

⅓ 杯葱丝

2 瓣大蒜，剁碎

1 片月桂叶

½ 茶匙干百里香

2 汤匙鲜榨柠檬汁

½ 杯芹菜丁

½ 杯切碎的新鲜香菜

½ 茶匙喜马拉雅盐

½ 茶匙混合干香草

½ 杯牛油果油

在一口长柄平底锅里放入兵豆、胡萝卜、洋葱、大蒜、月桂叶和百里香。

加入足量的过滤过或蒸馏过的水，没过食材 1 英寸（约 2.5 厘米）。煮开后转小火，不盖盖子炖 25 分钟，直到兵豆变软但还没烂成糊状。

捞出月桂叶。加入牛油果油、柠檬汁、芹菜、香菜、喜马拉雅盐和混合干香草。拌匀后在室温下食用。

> **每份：** 427 大卡，28 克脂肪、38 克碳水化合物、10 克蛋白质
>
> **今日总值：** 1812 大卡，108 克脂肪、189 克碳水化合物、51 克蛋白质

Day8
第 8 天

早 餐

唤醒思慕雪 ──────────────────── 做 1 份

½ 根大的冷冻香蕉

3 个冷冻草莓

½ 杯新鲜欧芹（一把）

½ 条黄瓜，切成小片

1 杯无糖杏仁乳或椰奶（第 243 页）

少许肉桂

2 汤匙现磨亚麻籽

4 块冰块

注意：如果这些冰块不足以冻水果，就多加几块冰块。

将杏仁乳和冰块放入搅拌机中，再加入剩下的配料，搅拌至顺滑。

> **每份：** 216 大卡，10 克脂肪、32 克碳水化合物、7 克蛋白质

午 餐

丹贝沙拉 ──────────────────── 做 1 份

4 盎司（约 113 克）丹贝，切成小方块

½ 杯有机鹰嘴豆，煮熟并漂洗干净（或用黑豆代替）

½ 杯胡萝卜丝

2 汤匙南瓜子

½ 茶匙喜马拉雅盐

混合干香草或通用调味料（无盐），用量按个人口味

2 汤匙切碎的欧芹、莳萝、罗勒或香菜

▶ **调味汁（做 2 份）**

3 汤匙素沙拉酱（任何一家超市中都有）

2 汤匙法式芥末酱或第戎芥末酱

2 汤匙浸泡过的奇亚籽（第 244 页）

¼ 杯苹果醋

½ 茶匙喜马拉雅盐

少许红辣椒粉

少许混合干香草或通用调味料（无盐）

把丹贝块放入烤箱中烤 5 分钟。

在一个中等大小的碗里放入鹰嘴豆或黑豆、丹贝、胡萝卜和南瓜子。

将所有调味料调匀。在沙拉中加入 ¼ 杯调味汁，搅拌均匀。按个人口味加入盐和混合干香草。

最后，边搅拌边放入新鲜的干香草，剩下一些干香草撒在上面。

> 每份：627 大卡，32 克脂肪、53 克碳水化合物、37 克蛋白质

点 心

杏仁酱天堂 ——————————————— 做 7 份

½ 杯杏仁酱

½ 杯香草椰奶——你可以自制椰奶（第 244 页）并用香草调味

1 汤匙椰糖（龙舌兰或蜂蜜也行）

½ 茶匙肉桂

少许喜马拉雅盐

1 个青苹果，切片，或 4 根芹菜梗（或用你最喜欢的蔬果代替）

将前 5 种配料搅拌至顺滑，放入玻璃容器中冷藏 4 小时。将 4 汤匙调料抹在

苹果片或芹菜茎上。

> **每份：** 307 大卡，21 克脂肪、23 克碳水化合物、7 克蛋白质

晚　餐

甘薯汤 ——————————————————— 做 2 份

½ 棵花椰菜

2 撮印度格拉姆玛萨拉香料粉

1 汤匙椰子油

1½ 个中大个甘薯，削皮，切成 1 英寸（约 2.5 厘米）厚的小块

½ 个洋葱，切丁

1 瓣大蒜

3½ 杯过滤后的水

½ 茶匙喜马拉雅盐

2 汤匙松子或杏仁

将烤箱预热到 400 华氏度（约 204 摄氏度）。

将花椰菜切成方便入口的小块，撒上少许格拉姆玛萨拉香料粉。将花椰菜平铺在无油的烤盘上，再淋上少许椰子油。放入预热好的烤箱中，烤 20～30 分钟，直至花椰菜顶端呈金黄色，质地松软，但还未成糊状。取出静置备用。

在一个大汤锅里，放入甘薯、洋葱、大蒜和水，煮沸后加入喜马拉雅盐并搅拌。小火慢炖，保持徐沸状态，直到甘薯变软。放入烤好的花椰菜，把汤分成两等份，静置冷却。

把一半汤倒入搅拌机中搅拌至顺滑，与另一半汤混合调匀。按照个人口味加盐调味，如果需要的话，可以放在炉面上温热。

撒上松子或杏仁。

> **每份：** 652 大卡，28 克脂肪、92 克碳水化合物、17 克蛋白质
> **今日总值：** 1802 大卡，91 克脂肪、200 克碳水化合物、68 克蛋白质

Day9
第9天

早 餐

清晨布丁 ——————————————————————————— 做 1 份

1 个中等大小的牛油果

½ 杯木瓜，尽量用新鲜木瓜，否则用冰冻木瓜

2 汤匙浸泡过的奇亚籽

½ 杯椰汁，或用水开菲尔、杏仁乳或生乳代替

½ 汤匙原蜜，或用雪莲果糖浆、甜菊、龙舌兰代替，按个人口味选择一种

将所有配料放入食品加工机或破壁机中，搅拌至顺滑。

> **每份：** 441 大卡，30 克脂肪、44 克碳水化合物、10 克蛋白质

午 餐

生菜手卷 ——————————————————————————— 做 2 个手卷

4 汤匙中东芝麻酱或腰果酱

2 片完整的罗马生菜叶，大小应足够做手卷

2 瓣大蒜，压碎（如果你喜欢的话，可以先烤一下）

1 汤匙姜丝

1 个灯笼椒，切成细条

1 个中等大小的西葫芦或 1 个小的豆薯，切成细条

½ 杯胡萝卜丝

½ 杯向日葵苗或其他任意挑选的芽苗菜

2 汤匙浸泡过的杏仁或花生，生的或微烤，压碎

将 2 汤匙中东芝麻酱或腰果酱抹在每片生菜叶上。

把剩下的配料均匀地堆放在两片生菜叶上，然后卷起来。

> **每份：** 686 大卡，30 克脂肪、52 克碳水化合物、24 克蛋白质

点 心

让你尖叫的牛油果可可布丁　————————————————— 做 2 份

1 个中等大小的牛油果，捣成泥

¼ 杯无糖的 100% 生可可粉

少许卡宴辣椒粉

1½ 茶匙蜂蜜或其他甜味料

在一个碗中调匀这些配料并捣成糊状。

> **每份：** 234 大卡，13 克脂肪、25 克碳水化合物、7 克蛋白质

晚 餐

糙米配菌菇　——————————————————————— 做 1 份

1 杯糙米，或用藜麦、苋菜、苜蓿芽、萝卜苗或西蓝花代替

1 杯菌菇，波特贝勒菇或白蘑菇最佳，切成你喜欢的大小

2 汤匙切碎的香菜

1 个中等大小的古法种植番茄，切碎，或 4 ～ 5 个樱桃番茄，切片

2 汤匙红洋葱丁

2 汤匙浸泡过的杏仁（第 243 页），压碎或切成小块

适量海盐

1 ～ 2 汤匙特级初榨橄榄油

洗净并煮熟糙米，或准备替代食材。放入菌菇、香菜、番茄、红洋葱和杏仁（如用）。用海盐调味，加入橄榄油调匀。

> **每份：** 639 大卡，44 克脂肪、56 克碳水化合物、17 克蛋白质
> **今日总值：** 2000 大卡，117 克脂肪、177 克碳水化合物、58 克蛋白质

Day10
第 10 天

早 餐

炒丹贝 ———————————————————— 做1～2份

1 块含 3 种谷物的有机丹贝（2 杯）

½ 茶匙洋葱粉

½ 茶匙氨基调味汁

½ 茶匙喜马拉雅盐

1½ 茶匙混合干香草或无盐调味料

½ 茶匙姜黄

½ 茶匙大蒜粉

2 汤匙营养酵母片

在一个中号碗里，用叉子把丹贝捣碎，直到它看起来像炒鸡蛋一样。加入所有其他配料混合炒制。

如果你想增加风味，在平底锅里倒入一点椰子油，高温下煎丹贝混合物两三分钟。

> **每份：** 533 大卡，18 克脂肪、49 克碳水化合物、57 克蛋白质

午 餐

快乐红藜麦 ———————————————————— 做1份

2 汤匙枸杞或蔓越莓

1 杯藜麦，煮熟（或用 ½ 杯浸泡过的、压碎的腰果替代，或两者都用）

1 个红椒，切碎

1 个中等大小的古法种植番茄

5 颗去核卡拉玛塔橄榄

1 汤匙冷压特级初榨橄榄油或椰子油

1 汤匙切碎的新鲜罗勒

½ 茶匙喜马拉雅盐，或按个人口味调整用量

1 条黄瓜，削皮并切碎

2 汤匙营养酵母

将枸杞放入蒸馏水中吸水至果粒饱满。倒掉多余的水分。碗中加入剩余的配料，与枸杞搅拌均匀。

撒上营养酵母。

> **每份：** 642 大卡，23 克脂肪、87 克碳水化合物、23 克蛋白质

点 心

莓果天堂

½ 杯蓝莓

½ 杯覆盆子

½ 杯草莓或石榴籽

5 个浸泡过的核桃

> **每份：** 118 大卡，5 克脂肪、18 克碳水化合物、3 克蛋白质

晚 餐

达林的披萨

1 大个发芽谷物墨西哥薄饼

2 汤匙新鲜的意大利青酱或有机番茄酱

1 汤匙素沙拉酱

⅓ 杯藜麦（可选）

½ 个青椒，切片或切丁

½ 个红椒，切片或切丁

½ 个西葫芦，切片或切丁

2 汤匙红洋葱，切片或切丁

1 汤匙罗勒

通用调味料（无盐）

2 汤匙营养酵母

2 片羽衣甘蓝叶

½ 个古法种植番茄，切片

将墨西哥薄饼放入烤箱略微加热后取出，在薄饼上抹上意大利青酱或番茄酱。在上面分层堆放藜麦（如用）、青椒、红椒、西葫芦、洋葱和罗勒。撒上调味料和营养酵母。抹上一层薄薄的素沙拉酱，然后放入羽衣甘蓝叶和番茄。在上面再撒一些营养酵母。在常规烤箱中以 325 华氏度（约 163 摄氏度）烤 20 ～ 25 分钟，或在食品烘干机中以 140 华氏度（约 60 摄氏度）烤 2 小时，或以 120 华氏度（约 49 摄氏度）烤 3 小时。

> **每份：** 650 大卡，32 克脂肪、69 克碳水化合物、20 克蛋白质
> **今日总值：** 1943 大卡，78 克脂肪、223 克碳水化合物、103 克蛋白质
> **10 天平均值：** 1722 大卡，96 克脂肪、182 克碳水化合物、65 克蛋白质

如果你不想去商店买一些现成的必备食材，以下是这些食材的配方。

▶ 浸泡过的杏仁和其他坚果

用蒸馏水淹没生的有机杏仁，浸泡 8 ～ 12 小时。清洗一两次以去除抗营养物质和淀粉，然后用玻璃容器储存，放入冰箱。

▶ 亚麻籽粉

用咖啡研磨机磨碎亚麻籽。

▶ 杏仁乳等坚果奶

1 杯浸泡过的杏仁或其他你喜爱的浸泡过的坚果。

4 杯水

1 茶匙蜂蜜、甜菊、雪莲果或龙舌兰

½ 茶匙香草精、小豆蔻或肉桂

把水和杏仁倒入破壁机等大功率搅拌机中。先用过滤器过滤，然后用纱布过滤。（剩下的固形物可以脱水后加工成餐点，做无麸质面包等。）立即使用或储存在密封的玻璃容器中并放入冰箱。

核桃、榛子、巴西坚果或腰果也可以这样处理。

▶ 椰奶

1杯刨成薄片的有机椰子或脱水椰条
2杯热蒸馏水

将椰子放入热水中浸泡，静置于热水中，直到冷却至室温。将混合物转移到大功率搅拌机中，充分搅拌，然后用细滤网或食品级纱布分离液体和固形物。根据需要添加糖、盐或香料。剩下的经过滤的椰子固形物可以用来制作无麸质面包或其他多种食物。

用新鲜的生椰子（你得确保它已经成熟）费事得多，但成品令人惊喜。小心地在椰子的顶端划一个圈，将上面那块取下。把椰子汁倒入搅拌机中。从椰子中刮下尽可能多的椰肉，将其倒入搅拌机中。高速搅拌，滤干水分。如果你喜欢的话，还可以添加一些调味料。

▶ 浸泡过的奇亚籽

将4杯蒸馏水放入玻璃水壶或玻璃罐中，加入5汤匙有机奇亚籽。摇晃一次，静置1分钟，再摇晃一次，放入冰箱。8～12小时后可用，此时它已如凝胶一般黏稠。可以在冰箱里保存1周。

在1周内取用，可放入沙拉和思慕雪中，或将奇亚籽倒入玻璃杯中，与½杯有机橙汁调和作为饮品。

达林的终极 任务清单

- 每磅体重至少需要摄入半盎司水(每千克需要摄入约31克水,例如,一个重54千克的人每天至少要喝1.7千克水)。在每加仑(约3.8升)水中加半茶匙未经提炼的结晶盐,比如喜马拉雅盐。

- 当你喝水时,把它转一转,试着去爱它,让它形成自己的体系。这样它能更好地在你的体内工作。水是敏感的!

- 减少肉、鱼、蛋和奶制品的摄入量,每周最多吃1~2次,每次要少吃一点。尽量保证你吃的牛肉来自草饲的牲畜,鱼是野生的,禽蛋是有机的或来自自由散养的家禽,乳制品来自草饲的牲畜且未经高温消毒。

- 喝绿茶。

- 食用新鲜的或冷冻的有机莓果。

- 每天吃生的绿叶蔬菜,颜色越深越好。

- 吃一些发酵的食物,如韩式泡菜、德国酸菜、味噌和丹贝。

- 用发酵的开菲尔或生酸奶代替经巴氏杀菌的牛奶和奶酪。

- 吃杏仁、杏仁酱和杏仁奶。别忘了发芽和浸泡!

- 吃十字花科蔬菜,如西蓝花、西蓝花芽、花椰菜、抱子甘蓝、卷心菜。

- 食用冷榨的植物油脂，如橄榄油、美藤果油、椰子油、牛油果油和公平贸易的棕榈油。即便有机生黄油也比大多数植物油好很多。

- 多咀嚼，慢慢吃。

- 避免吃面包、意大利面、饼干或其他任何由白面粉或其他精制小麦产品制成的食物。

- 不仅要避免吃糖，还要避免吃像玉米糖浆这样的浓缩甜味剂，以及比糖更糟糕的人造甜味剂。争取每餐摄入的添加糖不超过10克。

- 不吃加工食品，这意味着不吃任何别人做的食物，除非是爱你的人给你做的。吃全食物。

- 不喝苏打水、浓缩果汁、能量饮料和运动饮料。

- 把糟糕的传统食物金字塔倒过来：让植物性食物在你的日常饮食中占比最大。

- 在你吃饭之前，停下来，深呼吸并感恩。我们需要感恩的太多。

- 在感到八分饱的时候就停止进食，10分钟后你就会完全满足。这对你的健康有好处。

- 对你的健康负全责。医生治疗疾病很在行，但没人教他们如何让我们保持健康。那是你自己的工作！

- 不要拿别人或别人的饮食习惯当借口。你把什么东西塞进嘴里，完全是你自己的决定。

- 不要抱怨。如果你不喜欢什么事，可以去改变它，也可以不去改变它，但不要后悔，因为这就是你的决定。这是你的人生。不要放弃！

- 吃含蔬菜，豆子、水果、种子和坚果的大份沙拉。用一个非常大的碗，多吃一点。每天都吃！

- 让你的皮肤亲近天然纤维，如有机棉花、亚麻、丝绸、羊毛、麻料。皮肤是你最大的器官，它应该得到更多的尊重。整天让皮肤摩擦石化材料制成的衣服，对你没有任何好处。

- 生吃半数以上的蔬菜和水果。

- 对于那些不在乎我们是否会生病的公司，别再购买他们的产品。

- 表现得你为自己活着而感到庆幸。你的身体会更好地运作，也许你的人生也会变得更好！

- 在没有伟哥或其他药物帮助的情况下享受美妙的性爱。如果你需要一点帮助，先试试所有的生命力量和自然植物疗法。这样的疗法很多！

- 练习呼吸，深深吸气，深深呼气。用鼻子呼吸是减压的最佳方法之一。

- 避免每天都喝咖啡。你并不需要它，你只是以为你需要而已。我们有更健康的能量来源。记住，咖啡的酸性很强，这足以抵消它的益处。

- 只养成好习惯——大量的好习惯。如果你反复做同一件事，最好做对你有帮助的事，而不是伤害你的事。

- 少穿一点衣服，让自己暴露在阳光和空气中。阳光和维生素D对你有好处。不要涂防晒霜，阳光就能进来了（当然，小心别晒伤了自己）。

- 光着脚——鞋会让你脚上的肌肉变弱，无法感知地面。更棒的是，光着脚去户外，这样你就可以感受到地球的颤动，这对你的健康是有益的。走在草地上、泥土上、沙地上，徒步旅行，乘浪而行，爬上岩石，拥抱大树，与造就我们的力量再次联结。

- 关注日出或日落，在日出或日落时待在室外，这能激活你的大脑！

- 无论是在健身房还是在家里，无论你是男是女，都要做举重练习。这样做能释放生长激素和睾丸激素，对我们有好处。

- 吃1个牛油果。

- 让自己感受寒意——在每次淋浴的最后30秒打开冷水；跳进寒冷的湖泊或海洋中；在凉爽的天气穿着T恤和短裤出门。一丝寒意可以刺激毛细血管，增加脂肪燃烧，刺激免疫系统，让你保持年轻。

- 吃一些营养密集、功效强大的超级食物：菌菇、辣木、羽衣甘蓝……。也可以尝试一些新的超级食物。

- 避免任何带有人造香料的东西，如肥皂、洗发水和其他洗护发产品、除臭剂、香水、化妆品、洗衣粉。我们免疫系统需要处理的有毒物质已经够多了，这些化学物质可以说是雪上加霜。如果你需要香味，可以使用薰衣草、玫瑰、乳香和檀香木精油，它们能改善你的情绪、提高人体pH。

- 如果可能的话,吃发芽的坚果,因为发芽能减少坚果的酸性,使它更有营养,更方便消化。

- 吃种子和准谷物,如藜麦、奇亚籽和亚麻籽。人类食用种子和一些谷物的历史,已经超过4万年了。

- 争取达到7:3的比例——70%新鲜、天然的植物性食物,30%其他食物(当然,不健康的食物除外)。

- 在完全黑暗的环境中睡觉,这意味着没有手机,没有闹钟,没有iPad或电视机,没有从窗帘中透进来的室外光线。如果需要的话,可以用眼罩。

- 每天到户外去,活动活动筋骨、散步、工作、锻炼、玩耍、深呼吸。

- 学会倾听!倾听你自己,倾听你的认知,倾听你的体内环境。通过这种方式来表达对自己的尊重。有些形式的冥想,比如停止思考,对你的健康非常有益。

- 避免吃油炸食品,特别是放在恶心的、非天然的或未知的东西中油炸的食品。这包括几乎所有的薯条、薯片、咸脆饼干和其他现成的小吃。

- 吃色泽鲜艳的蔬菜,稍微蒸一下、烤一下或煎一下。

- 和你喜欢的人在一起大笑、玩耍。

- 每周尝试一种新的水果或蔬菜。多样性饮食是获得最佳健康状态的关键。另外,别忘了你的超级食物。

Acknowledgements

致　谢

我们这一生中并不孤单。我们可能会决定创造一些东西，但在创造的过程中，我们从来都不是孤独的。我们受到彼此的启发。我知道，我得到了别人的支持和指导，也在不断地向他们学习。我们所做的一切在某种程度上都是为了别人。我们永远不会孤单。

我的父亲霍华德·奥利恩（Howard Olien）对我影响很大。他在我遇到困难的时候给我鼓励，他总教我要努力工作。他给了我足够的自由去自己解决问题，让我明白无论是作为一个运动员还是作为一个男人，什么对我来说是最重要的。爸爸，我每天都想你、爱你，谢谢你的引导，你安息吧。我的妈妈桑迪·奥利恩（Sandy Olien），你爱我，你竭尽所能让我这一生都能感受到爱和关怀。我注意到你做的每一件事，你的爱和关心让我能真正地爱自己，使我学会了分享、关心和帮助别人，我爱你。感谢我的哥哥特洛伊，我很高兴成为你和你的家人——朱丽、洛根和汉娜——的生活的一部分。感谢詹娜·奥利恩和内森·奥利恩（Jenna Olien and Nathan Olien）——我父亲第二次婚姻带给我的弟弟和妹妹，父亲会让我们永远相连。你们过人的好奇心和对学习的兴趣，让我感到惊讶、受到鼓舞，我爱你们。感谢黛布·施密特·奥利恩（Deb Schmidt Olien），尽管面临巨大的挑战，你仍然尽你所能，抚养了这么出色的孩子。我见到你的机会不多，但你一直在我心里。

我也要感谢：

我的家乡明尼苏达州瓦西卡健身房的那些健身者，是他们第一次教我举重和锻炼。

我高中和大学时期的教练和队友，是他们让我全力以赴地去做一些事情。

托尼·安德森（Tony Anderson），感谢你在我不踢足球后，把我推进健身房锻炼身体。我们亲密的友谊、你惊人的力量一直是我的动力。

蒂龙·斯坦泽尔（Tyrone Stenzel），我在圣托马斯大学求学时，感谢你教导我并让我作为体能教练协助你。

戴尔·格林沃尔德（Dale Greenwald）。大学毕业后，我去了科罗拉多州的博尔德市，准备为人们提供营养、健身和健康方面的帮助。如果我没有遇到这样一位了不起的人——他正在以自己的方式帮助人们康复，一切就不会是现在这样了。戴尔，谢谢你这些年来指导我、让我做你的搭档，也谢谢你教我正确的动作。你不仅帮助了我，还让我能够帮助成百上千的人。

泰德·韦特库斯（Ted Waitkus），感谢你在我少不更事的时候信任我、鼓励我。我简直无法告诉你，你的友谊对我有多重要。

药剂师本·福克斯（Ben Fuchs），你的智慧和企业家精神激励我跳出了固有的思维模式，回到了让身体自我治愈的道路上。在别人还没这样做之前，就能传授人们这些知识，并和你一起销售补充剂，这是非常有趣的经历。

鲍勃·斯蒂尔森博士（Dr. Bob Stilson），你提供的关于天然保健和营养的私人讲座和研究文章鼓舞了我，并让我看到，用草药和全食物为身体补充能量是正确的。

阿里尔·所罗门和克里斯汀·所罗门（Ariel Solomon and Kristin Solomon），你们过去是，现在仍然是我的家人。你们为了匹配橄榄球联盟队员的实力而进行的哈雷摩托骑行训练和举重训练，都很鼓舞人心。

巴尔布·霍尔泽和鲍勃·霍尔泽（Barb Holzer and Bob Holzer），谢谢你们让我和你们一起住在科罗拉多，度过我的性格形成时期。巴尔布，你的精神指引影响了我人生中最重要的一段时间。我会想你的，请你安息。

感谢我在科罗拉多的寄宿家庭的成员们，史蒂夫·德万尼（Steve Devanney）、莎拉·简·杰拉尔德（Sarah Jane Gerald）、瑞文-斯基（Raven-Sky）和里弗（River）。史蒂夫，我们在一次次摩托车之旅中熟识，彼此心灵相通。兄弟，谢谢你和我一起飞，帮我发现我自己是谁。我喜欢我们以前和现在分享的那些东西！莎拉·简·杰拉尔德，你的体贴和友好令人敬佩，你的光芒对我和你的家人来说，都是一份珍贵的礼物。瑞文-斯基，做你的教父是我收到的最佳礼物之一。我看着你出生，从那天起，我看着你长大成人，你给我的人生带来了幸福，你就像一束耀眼的光。里弗，能做你的教父，让我深感自豪。当我看到你出生时沐浴在客厅的泳池中，我就知道你与众不同——是那种可以改变世界的与众不同。

劳伦·门罗（Lauren Monroe）、里克·艾伦（Rick Allen）和我的教女乔西（Josie），你们的爱和关心让我明白：应该超越自我，为他人和地球做更多的贡献。

莫森·胡尔马尼什博士（Dr. Mohsen Hourmanesh），你在营养和健康生活方面给我的启发和教育，比其他任何人都多。你是我所认识的最聪明、最慷慨的人之一，你充满爱心、追求真理。

兰德尔·马斯特斯（Randall Masters），如果不是有幸参加你家中的一些私人聚会，认识那些世界上最聪明的人，我就无法拥有现在的视野。你们关于色彩、声音、数学和频率的讲座无论是在过去还是现在，都远远领先于时代。

马克·西森（Mark Sisson），在我刚开始设计一些营养配方时，感谢你对我的信任，并用你的知识和勇气指引我。我为你的创造发明感到骄傲。

感谢我在马里布的朋友和运动爱好者。有一群像你们这样的好朋友真是太好了，这是语言无法表达的。莱尔德·汉密尔顿（Laird Hamilton）和加比·里斯（Gabby Reece），我非常感谢你们向我敞开心扉、敞开家门，为我们营造了一个聚会的场所，让大伙儿能提升自我、受到启发并做出贡献。感谢那些几乎每天都在和我一起流汗、玩耍的小伙子们，我们互相打气、一起变得更强，感谢你们让我成为一个更优秀的男人。我们有一个非同一般的集体，其总和大于个体之和。谢谢你们，哈奇·帕克（Hutch Parker）、约翰尼·麦克金利（Johnny McGinley）、山姆·苏米克（Sam Sumyk）、戴夫·阿纳沃特（Dave Anawalt）、麦克斯·穆西纳（Max Musina）、克里斯·高夫（Chris Gough）、里克·鲁宾（Rick Rubin）、兰迪·华莱士（Randy Wallace）、汤姆·琼斯（Tom Jones）和所有其他来来往往的人。

一次与卡尔·戴科勒和伊莎贝尔·戴科勒（Carl Daikeler and Isabelle Daikeler）的偶遇，永远改变了我的职业生涯。伊莎贝尔，在我们探寻健康和营养之道的过程中，你成了我的亲密好友。卡尔，你从我们品牌创办之初就给了我无限信任，那是我所见过的最佳的职业表现之一。你信任我，尊重我，给了我自己发挥的空间。我从你们俩身上学到了很多，我期待着一个更美好的未来，帮助人们做出健康的选择，使其成为常态，而不是偶尔为之。

感谢那些与我共事的人，我无法列出所有人的名字。然而，下面这些人尤其让我感动，他们是：乔恩·康登（Jon Congdon）、乔纳森·盖尔芬德（Jonathan Gelfand）、卡罗琳娜·古廷斯基（Carolina Gutinsky）、南希·马尔塞洛（Nancy Marcello）、迈克·威尔逊（Mike Wilson）、马克·华盛顿（Marc Washington）、菲利帕·伯恩斯坦（Phillipa Bernstine）、丽莎·里昂斯（Lisa Lyons）、凯利·杜布罗（Carrie Dobro）、托尼·霍顿（Tony Horton）、史蒂夫·爱德华兹（Steve Edwards）、理查德·安德鲁（Richard Andrew）、德纳·布朗（Dana Brown）、戴维·里斯（David Reece）、帕米拉·凯勒（Pamela Keller）、玛利亚·安杰利（Maria Angeli）、凯·邓肯（Kay Duncan）、桑迪·布哈达那（Sandi Bouhadana）、梅·拉姆（May Lam）、米格尔·阿兹库（Miguel Amezcua）、基思·哈里斯（Keith Harris）、亚伦·莫顿（Aaron Morton）……

赛斯·塔克曼（Seth Tuckerman），我敬佩你的人品和商业头脑。我们一起走过的路，我从你身上学到的经验，都是无价的。我很高兴，我们真的放手去做了。我能帮助那些农民让优质超级食品保持完好无损，都是因为有你支持。

罗伯特·柏拉尔（Robert Plarr），你是一个有反叛精神的环保自觉运动倡导者。40年前，早在这些术语出现之前，你已经在行动了。你想让所有人过上更好的生活，你的不懈追求一直激励着我。

亚当·古德（Adam Good），你给我的友谊稳固而真诚，你总是把热情和爱心献给最需要的人。

克里斯·巴顿（Chris Patton），你是我认识的最有趣、最迷人、行动最积极的人之一。毫无疑问，你所创造的一切将给这个世界带来积极的改变。

克雷格·库珀和玛丽亚·库珀（Craig Cooper and Maria Cooper），在过去的几年中，说到如何充实地生活、如何关爱我们自己、如何真实地面对我们自己，你们一直在鼓舞着我。

伯恩德·纽格鲍尔（Bernd Neugebauer），你在植物、生物动力学、发酵、可持续农业和本土农业方面的真知灼见，一直触动并影响着我。我为我们之间的深厚情谊而感动。

谁会感谢他的律师呢？我会！优秀的律师李·萨克斯（Lee Sacks），你拥有深刻的洞察力和精湛的专业素养，感谢你帮我管理生意。此外，你也是我的至交好友。这种结合让我觉得，我受到了指引和保护。

感谢布鲁斯·科布瑞纳（Bruce Kolbrener），感谢你一直以来对我的信任，并在资金和财务方面让我受教并给我建议。你的过人智慧、专业素养和悉心指引帮助我摆脱了对金钱的恐惧，迈向富足的人生。

感谢我的团队成员！感谢你们帮我实现了我的梦想——帮助人们过上健康、富足的生活。米格尔·贝鲁曼（Miguel Beruman），真正面对自己、真诚对待那些原住民和农民是我们共同的心愿，在很大程度上，现在的一切都源人于此。正是你的知识、热情和帮助他人的愿望让我们走到了一起，并让我们一直走到了今天。琳达·泽尔斯基（Linda Zielski），你多年来做出的奉献、努力工作的信念，对我来说非常重要，更不用说你是一个充满爱心的人。戴维·泽尔斯基（David Zielski），感谢你多年来坚持不懈的工作和奉献，尤其是你为我们的非营利组织 RainCatcher. Org 所做的一切——为世界各地的孩子们提供干净的水源。海勒姆·桑提班（Hiram Santiteban），感谢你为我和超级生命（Superlife）团队带来了知识、智慧和快乐。你乐于帮助、激励和提升他人，这和我们的宗旨完美契合。

感谢我生命中的最爱——我挚爱的妻子、我的伴侣——伊莉莎·库普（Eliza Coupe）。你来到我的生命中，是我最大的收获和福气！你让我成为了一个更优秀的人。你的才华和美丽让我赞不绝口。我甚至无法说出我是多么地尊重你、爱你、关心你。你是我的家人，我的朋友，我的伴侣，我一直渴望的爱人。我全身心地爱着你。

感谢我在寻觅超级食物的旅途中遇到的其他国家和地区的治疗师、医生、研究人员、农民、生产商、探险者。谢谢你们不吝赐教、提供住宿、热情招待，和我分享你们的智慧。我们的共同努力一定能让地球更健康，让人类更健康。

特别感谢我的图书团队。比尔·托纳利（Bill Tonelli），感谢你做出的贡献和出色的写作能力。如果没有你，这本书就无法问世。感谢我的经纪人，理查德·派因（Richard Pine），感谢你为这个项目奉献你的专业知识和丰富经验。萨拉·布雷迪（Sara Brady），谢谢你协助调研。我还要感谢 Harper Wave 出色的出版团队。凯伦·里纳尔迪（Karen Rinaldi），你是最棒的。你是如此优秀，你让整个过程变容易了，否则这本书就不会出现。谢谢哈珀团队的其他成员，谢谢你们相信这个来自明尼苏达州的家伙——他渴望能让这个世界更健康，并为此而出一份力。

附录 1
酸碱食物大清单

成碱性食品（新鲜的食物通常碱性更强）		
白菜	红辣椒碎	南瓜子
百里香	花椰菜	柠檬
薄荷	卷心菜	柠檬汁
菠萝	康普茶	牛油果
菠萝汁	蓝莓	牛至
草莓	老姜（新鲜的）	欧防风
橙	梨	欧芹
葱	栗子	苹果
大蒜	芦笋	苹果醋
豆子（新鲜的，绿色的）	罗勒	葡萄
发酵粉	萝卜	葡萄干
覆盆子	螺旋藻	葡萄柚
甘薯	绿色沙拉	葡萄柚汁
柑橘	马郁兰	蒲公英叶
果汁（仅新鲜的）	杧果	奇亚籽
海带	迷迭香	茄子
海盐	猕猴桃	芹菜
海藻	蜜瓜	青柠
韩式泡菜	木瓜	人参茶
黑莓	苜蓿芽	日本酱油

肉桂

沙柑

山药

生菜（大多数）

莳萝

蔬菜汁（新鲜的）

水（新鲜泉水）

所有瓜类

糖蜜（未硫化）

甜菜根

甜瓜

甜椒

味噌

芜菁

西葫芦

西洋菜

喜马拉雅盐

香草（绿叶的）

香草（新鲜的）

香料

小苏打

杏

匈牙利红辣椒

洋葱

洋蓟

腰果

椰汁（新鲜的）

油桃

羽衣甘蓝

羽衣甘蓝叶

芝麻菜

孜然

中性食物

氨基调味汁

抱子甘蓝

蚕豆

糙米醋

橙汁（新鲜的）

大豆

大麻籽油

大米糖浆

丹贝

德国酸菜

豆薯

发芽谷物

蜂蜜（无添加）

橄榄油（特级初榨）

菰米

胡萝卜（有机的）

黄瓜

浆果汁（新鲜的）

酱油

酵母（营养片）

菊花茶

菌菇

卡宴辣椒

葵花子

藜麦

路易波士茶

绿茶

马黛茶

牛油果油

泡菜（自制的）

苹果汁（新鲜的）

葡萄汁（新鲜的）

荞麦（粉）

日本清酒

土豆（带皮的）

豌豆（新鲜的）

西红柿

夏威夷果

香菜

小米

杏仁

杏仁酱

芽苗菜

亚麻籽

亚麻籽油

燕麦（钢切）

椰子（椰肉，椰青，新鲜的）

椰子果酱

椰子油

印度酥油

月见草油

芝麻籽（完整的）

中东芝麻酱（生的）

种子（大多数）

成酸性食品（肉类和加工食品是酸性的）

薄脆饼干（未精制的黑麦、稻米和小麦）	火腿	全谷物墨西哥薄饼
	鸡肝	扇贝
大麦	鸡肉	石榴
蛋黄（半熟水煮）	咖啡（脱咖啡因的）	香蕉（青的）
豆油	开心果	小麦胚芽
枫糖浆（加工的）	可可豆（传统的）	鸭肉
麸皮	酪蛋白	燕麦麸皮
橄榄（成熟的）	栗子油	羊奶（经均质处理的）
格兰诺拉麦片	蔓越莓	鱿鱼
谷物（未精制的）	美洲山核桃	有机小麦胚芽面包
黑麦	米浆	鱼
花生	奶酪	玉米（罐装的，加工的）
花生酱	奶油干酪	整颗的蛋（全熟水煮）
花生油	奶制品	棕榈仁油
黄油（传统的）	牛奶蛋白	
火鸡	牛乳（全脂的）	

其他

蛋黄酱	芥末酱	猪油
番茄酱	木薯淀粉	

碱性行为

爱	付出	祈祷
保持心态平和	感恩	仁慈
锻炼/运动	冥想	深呼吸

酸性行为

吵架	愤怒	恐惧
承受压力	过度劳累	缺乏睡眠
妒忌	过度训练/锻炼	怨恨

附录 2
超级食物清单

食物		
发酵食品	可可粉	水
发芽的种子	可可果	小球藻
枸杞	辣木	椰子干
海苔片	冷冻有机椰子	印加果
坚果	玛卡	营养酵母
结晶的螺旋藻	奇亚籽	

甜味料		
蜂蜜（无添加的）	甜菊	椰糖
龙舌兰	雪莲果糖浆	

香料 / 调味品		
氨基调味汁	各类香辛料	肉桂
格拉姆玛萨拉香料粉	罗望子酱	香草精
各个季节的香草	苹果醋	小豆蔻

酱料 / 油		
牧豆粉	腰果酱	中东芝麻酱
喜马拉雅盐	椰子膏	
杏仁酱	椰子油	

谷物		
丹贝	发芽玉米制成的墨西哥薄饼	燕麦
发芽谷物制成的面包	藜麦	
发芽谷物制成的墨西哥薄饼	苔麸 / 非洲小米	